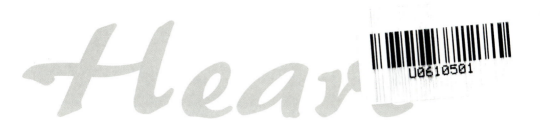

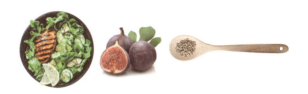

吃对食物，轻松调理冠心病

陈治锟 / 主编

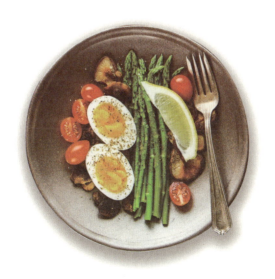

黑龙江科学技术出版社
HEILONGJIANG SCIENCE AND TECHNOLOGY PRESS

图书在版编目（CIP）数据

吃对食物，轻松调理冠心病 / 陈治锟主编 . -- 哈尔滨：黑龙江科学技术出版社，2021.10
ISBN 978-7-5719-1093-8

Ⅰ . ①吃… Ⅱ . ①陈… Ⅲ . ①冠心病 – 食物疗法
Ⅳ . ① R247.1

中国版本图书馆 CIP 数据核字 (2021) 第 182479 号

吃对食物，轻松调理冠心病
CHI DUI SHIWU,
QINGSONG TIAOLI GUANXINBING

主　　编	陈治锟
策划编辑	
封面设计	
责任编辑	孙　雯
出　　版	黑龙江科学技术出版社
地　　址	哈尔滨市南岗区公安街 70-2 号
邮　　编	150007
电　　话	（0451）53642106
传　　真	（0451）53642143
网　　址	www.lkcbs.cn
发　　行	全国新华书店
印　　刷	哈尔滨市石桥印务有限公司
开　　本	710 mm × 1000 mm　1/16
印　　张	13
字　　数	200 千字
版　　次	2021 年 10 月第 1 版
印　　次	2021 年 10 月第 1 次印刷
书　　号	ISBN 978-7-5719-1093-8
定　　价	39.80 元

目 录
CONTENTS

PART 01 揭开冠心病的庐山真面目

一、冠心病常识知多少 002

1. 什么是冠心病 002

2. 冠心病有哪些危害 002

3. 冠心病有哪几种类型 003

4. 冠心病有哪些症状 005

5. 冠心病青睐哪些人 006

6. 诱发冠心病的因素有哪些 007

7. 诱发冠心病的疾病有哪些 008

8. 诊断冠心病的方法有哪几种 009

9. 哪些常用检查手段有助于鉴别诊断冠心病 011

二、冠心病患者饮食宜忌要牢记 018

宜 控制每日摄入食物的总热量 018

宜 控制脂肪与胆固醇的摄入 018

宜 合理选择优质蛋白质 018

宜 少盐饮食 019

宜 在饮食中增加富含纤维素的食物 020

宜 少量多餐，避免过饱 020

宜 多喝水降低心绞痛的发作频率 020

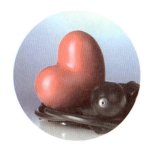

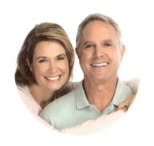

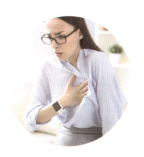

宜 选择糖类有所注意　021

宜 四季饮食调理　021

宜 合理补充维生素　021

宜 常食鱼及水产品　022

忌 过量补铁、补钙　022

忌 烟、酒、浓茶、辛辣食物　022

忌 饮食太精细　023

忌 早餐太少，晚餐太饱　024

忌 饮食口味太重　024

忌 不吃主食　025

忌 用水果替代蔬菜　025

忌 烹调油温过高　026

忌 长期食素　026

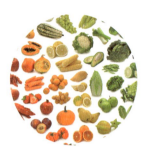

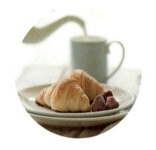

PART 02 冠心病患者要多吃这 47 种"护"心食物

猪瘦肉　030

丝瓜瘦肉粥　031

白扁豆瘦肉汤　031

猪肚　032

黄花菜猪肚汤　033

莲子炖猪肚　033

牛肉　034

彩椒牛肉饭　035

牛肉南瓜粥　035

鸭肉　036

土茯苓绿豆老鸭汤　037

鸭肉炒菌菇　037

草鱼	038	**玉米**	054
菠萝炒鱼片	039	玉米拌青豆	055
清蒸草鱼段	039	玉米骨头汤	055
鲈鱼	040	**豌豆**	056
上海青鱼肉粥	041	豌豆小米豆浆	057
鲈鱼西蓝花粥	041	豌豆糊	057
虾	042	**白菜**	058
西蓝花炒虾仁	043	虾丸白菜汤	059
虾仁汤面	043	板栗煨白菜	059
牡蛎	044	**甘蓝**	060
韭黄炒牡蛎	045	甘蓝甜椒粥	061
白菜粉丝牡蛎汤	045	猪肉甘蓝卷	061
海参	046	**生菜**	062
葱油海参	047	黄瓜生菜沙拉	063
枸杞子海参汤	047	生菜鸡蛋面	063
海带	048	**菠菜**	064
海带虾仁炒鸡蛋	049	花仁菠菜	065
豆腐海带汤	049	菠菜蛋饼	065
胡萝卜	050	**番茄**	066
胡萝卜炒马蹄	051	番茄炒蛋	067
胡萝卜蜂蜜雪梨汁	051	番茄芹菜莴笋汁	067
白萝卜	052	**土豆**	068
白萝卜肉丝汤	053	土豆沙拉	069
紫菜白萝卜饭	053	奶香土豆泥	069

芹菜	070	**梨**	086
芹菜苹果汁	071	马蹄雪梨汁	087
凉拌嫩芹菜	071	甘蔗雪梨牛奶	087
茄子	072	**板栗**	088
茄子炒豇豆	073	石锅板栗红烧肉	089
青豆烧茄子	073	板栗糊	089
黑木耳	074	**核桃仁**	090
西葫芦炒黑木耳	075	花生核桃糊	091
木耳芝麻甜汤	075	核桃蒸蛋羹	091
茶树菇	076	**黑芝麻**	092
茶树菇炒虾仁	077	牛奶黑芝麻糊	093
茶树菇炖鸭掌	077	黑芝麻黑枣豆浆	093
金针菇	078	**白果**	094
金针菇白菜汤	079	白果蒸蛋羹	095
菌菇稀饭	079	白果莲子粥	095
银耳	080	**莲子**	096
银耳莲子枸杞子羹	081	木耳大枣莲子粥	097
枇杷银耳汤	081	莲子山药泥	097
草莓	082	**杏仁**	098
蓝莓草莓粥	083	绿豆杏仁百合甜汤	099
草莓香蕉酸奶糊	083	川贝杏仁粥	099
桑葚	084	**花生仁**	100
桑葚粥	085	花生银耳牛奶	101
桑葚醋	085	花生豆浆	101

豇豆	**102**	蜂蜜柚子茶	113
素烧豇豆枸杞子	103	**木瓜**	**114**
地三鲜	103	木瓜香蕉菠萝汁	115
香菇	**104**	木瓜酸奶沙拉	115
香菇炒杂丝	105	**大枣**	**116**
香菇木耳菠菜	105	大枣枸杞子粥	117
油菜	**106**	大枣枸杞子桂圆茶	117
清炒油菜	107	**燕麦**	**118**
香菇油菜	107	草莓燕麦奶昔	119
香蕉	**108**	奶香燕麦粥	119
香蕉奶昔	109	**豆浆**	**120**
香蕉汁	109	黄豆百合豆浆	121
猕猴桃	**110**	杂豆豆浆	121
猕猴桃香蕉汁	111	**绿豆**	**122**
猕猴桃酸奶	111	绿豆沙	123
柚子	**112**	绿豆薏米粥	123
柚子雪梨汁	113		

PART 03 冠心病患者要远离这48种"伤"心食物

肥猪肉	126	鹅肝	126
猪蹄	126	羊肉	127

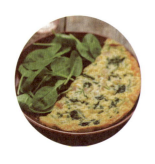 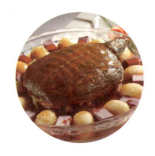 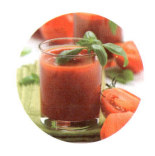

烤鸭	127	冰激凌	133
腊肉	127	咖啡	134
火腿	128	高糖饮料	134
午餐肉	128	白酒	134
咸鱼	128	奶油	135
蟹黄	129	榴莲	135
松花蛋	129	桂圆	135
黄油	129	冷饮	136
猪油	130	碳酸饮料	136
榨菜	130	薯片	136
黄豆酱	130	麦芽糖	137
甜点	131	臭豆腐	137
月饼	131	醪糟	137
浓茶	131	荔枝	138
辣椒	132	巧克力	138
芥末	132	白糖	138
蜂蜜	132	沙琪玛	139
方便面	133	甘蔗	139
比萨	133	豆蔻	139

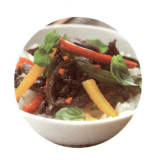
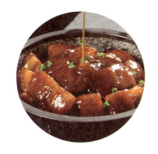
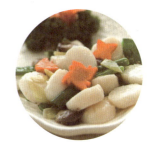

马蹄	140	咖喱粉	141
西蓝花	140	鱼露	141
果酱	140	萝卜干	141

PART 04 中医治疗冠心病常用药材及方剂

一、中医眼中的冠心病 **144**

1. 中医对冠心病的认识　144

2. 中医对冠心病的分型论治　146

**二、中医治疗冠心病的
常用药材** **150**

党参	150
人参	151
西洋参	152
黄芪	153
黄精	154
当归	155
白芍	156

赤芍	157
丹参	158
川芎	159
山楂	160
陈皮	161
木香	162
乌药	163
香附子	164
枳壳	165
青皮	166
玫瑰花	167
柴胡	168

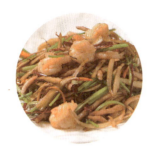
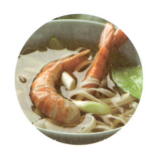
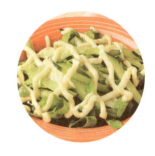

白术	169	附子甘草汤	182
郁金	170	丹参陈皮汤	183
益母草	171	心肌梗死方	183
薤白	172	陈皮方	183
五灵脂	173	祛痰化瘀方	183
桃仁	174	补气活血方	183
红花	175	心痛方	183
熟地黄	176	三七琥珀散	184
三七	177	参七散	184
百合	178	橘皮汤	184
玉竹	179	二参大枣饮	184
麦冬	180	山楂丹参饮	184
知母	181	三棱莪术方	184

三、中医治疗冠心病的 常用方剂   182

		延胡索郁金散	184
茵术汤	182	三七散	185
开封冠心方	182	养阴活血方	185
冠心丹参丸	182	生脉饮加味方	185
健心灵	182	甘草桂枝饮	185
黄芪桂枝方	182	丹参葛根方	185

PART 05 防治冠心病，要建立健康的生活方式

一、预防冠心病，要养成良好的生活习惯　188

1. 保持血压稳定　188

2. 积极防治高脂血症　188

3. 维持血糖正常　188

4. 控制体重　189

5. 戒烟限酒　190

6. 适量运动　190

二、冠心病患者的生活调养要点　191

1. 注意劳逸结合，避免过度疲劳　191

2. 作息规律，适当休息　191

3. 每天保持好心情　192

4. 随身携带应急药物　192

5. 冠心病患者常见的认识误区　193

6. 突发冠心病的急救措施　194

7. 冠心病患者用药需合理　196

8. 冠心病患者宜加强自我保护和检测　196

9. 定期检查必不可少　196

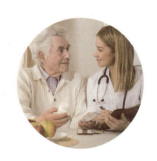

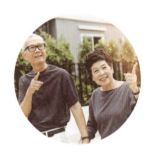

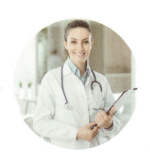

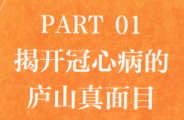

PART 01
揭开冠心病的
庐山真面目

冠心病是较常见的心脏病，也是所有心脑血管疾病中发病率和死亡率较高的。本章主要介绍冠心病的基本常识，让读者能够更清楚地了解冠心病；还介绍了冠心病患者的饮食原则和饮食宜忌，让患者吃得明白又健康。

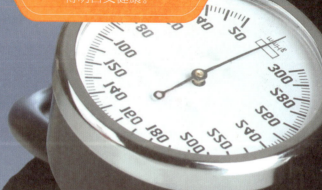

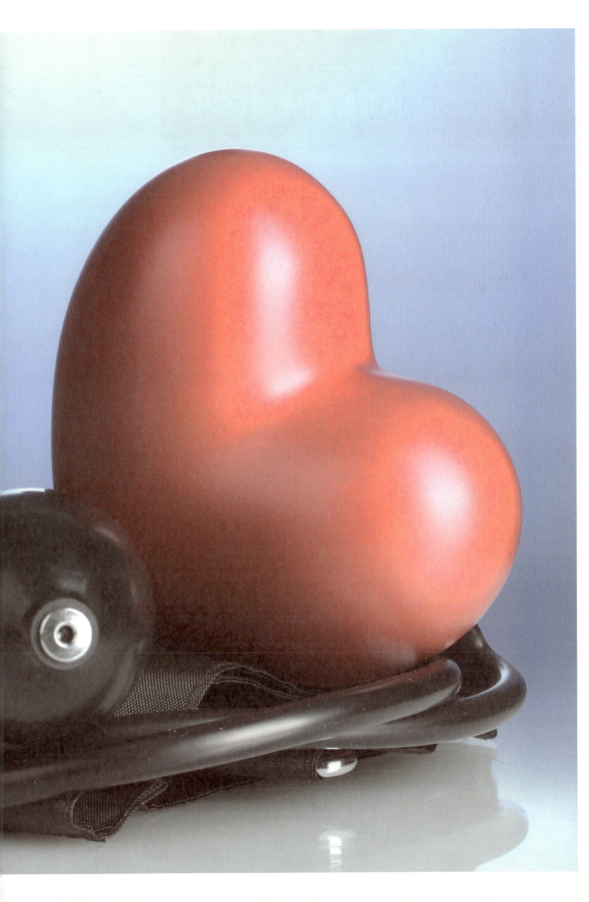

一、冠心病常识知多少

本节从冠心病的定义、危害、类型、症状、易患人群、诱发因素、诱发疾病、诊断方法、检查手段等九个方面为大家介绍冠心病。

1.什么是冠心病

冠心病是冠状动脉粥样硬化性心脏病的简称，也称缺血性心脏病，包括心绞痛、无症状心肌缺血，心肌梗死、缺血性心力衰竭和猝死五种类型。由于脂质代谢异常，血液中的脂质沉着在原本光滑的动脉内膜上，形成一些粥样的脂类物质堆积而成白色斑块，这些斑块渐渐增多，造成动脉腔狭窄，使血流受阻，导致心脏缺血，产生心绞痛。如果动脉内膜上的斑块形成溃疡或破裂，就会形成血栓，甚至可使整个血管的血流完全中断，导致猝死。冠心病的少见发病机制是冠状动脉痉挛（动脉可以没有粥样硬化），产生变异性心绞痛，如果痉挛超过30分钟，也会导致心肌梗死（甚至猝死）。冠心病是动脉粥样硬化导致器官病变的最常见类型，也是严重危害人体健康的常见病。

2.冠心病有哪些危害

冠状动脉粥样硬化往往是一种弥漫性病变。换言之，整个冠状动脉的主干和分支通常都有病变，只是每一个特定的冠状动脉及其不同节段处的动脉粥样硬化的程度有所不同。冠心病通常是一种进展性疾病，平时可以没有任何症状，但随着时间推移，病变和病情可能会逐渐加重。

冠心病危害一：如果冠状动脉长期硬化，最终会导致远端下游相应的灌注区域心肌缺血。发生缺血的主要原因是冠状动脉供血和心肌需血之间的矛盾。慢性供血量不足主要由于血管严重狭窄或闭塞所致；急性供血量不足则主要由于血管痉挛或斑块破裂，诱发管腔内血栓形成，导致管腔的突然狭窄加重或闭塞。如果临时发生的供需矛盾导致的心肌缺血可以在短时间内解除，临床上表现为心绞痛；如果短时间（大多超过30分钟）内无法解除，则导致相应冠状动脉下游远端灌注区的心肌坏死，临床上表现为心肌梗死。慢性缺血一般是冠状动脉慢性固定性严重狭窄或闭塞所引起，慢性缺血情况下，由于心脏对缺血逐渐适应，或侧支循环的代偿性增粗，供血得到了部分代偿，所以一般不会发生心绞痛和心肌梗死。心绞痛可分为稳定性和不稳定性两种。稳定性心绞痛一般不会诱发心肌梗死，不稳定性心绞痛则容易诱发心肌梗死。

冠心病危害二：冠心病除了可以诱发心绞痛和心肌梗死外，还可以因为心肌缺血导致各种心律失常以及心脏扩大和心力衰竭。最严重的心律失常是心室颤动，临床上表现为猝死。心绞痛、心肌梗死、心律失常、心脏扩大和心力衰竭可以互为因果而同时存在。猝死是冠心病死亡的主要形式。

虽然冠心病的危害比较大，但我们也不要对此过于恐惧。冠心病是一种现代生活方式病，但同时也是一种可以预防的疾病。

3.冠心病有哪几种类型

临床学将冠心病分为无症状心肌缺血、心绞痛型、心肌梗死型、缺血性心力衰竭型和猝死型五种类型。其中最常见的是心绞痛型，最严重的是心肌梗死型和猝死型。

猝死型冠心病

猝死型冠心病是指患者心脏骤停的发生是由于在动脉粥样硬化的基础上，发生冠状动脉痉挛或栓塞，导致心肌急性缺血，造成局部电生理紊乱，引起暂时的严重心律失常。多见于30～49岁的人，男性高发于女性。发病有两种情况：

在某种诱因作用下发作：如饮酒、劳累、吸烟、剧烈运动、争吵、斗殴等。患者可突然昏倒在地、四肢肌肉抽搐、小便失禁，或突然发生呼吸困难、口吐白沫、大汗淋漓，很快昏迷。症状发作后迅即死亡，或在数小时内死亡。

在夜间睡眠中发病：多在家中或集体宿舍中死亡，且往往不被人察觉，所以多无目击者。

无症状心肌缺血型冠心病

患者有冠状动脉硬化，但病变较轻或有较好的侧支循环，或患者痛阈较高、无疼痛感，称为无症状心肌缺血型冠心病。

心绞痛是最常见的临床症状，是由于心肌耗氧量和供氧量暂时失去平衡而引起。心绞痛既可因心肌耗氧量暂时增加超出了已狭窄的冠状动脉供氧能力而发生，如强体力活动、情绪激动、寒冷、暴饮暴食等都可成为诱发因素，亦可因冠状动脉痉挛导致心肌供氧不足而引起。综合上述，心绞痛型冠心病是在冠状动脉狭窄的基础上，由于心肌负荷的增加引起心肌急剧的、短暂的缺血与缺氧的临床综合征。主要表现为：

心绞痛型冠心病

①胸部压迫室息感、闷胀感、剧烈的烧灼样疼痛，一般疼痛持续1~5分钟，偶有长达15分钟，可自行缓解；

②疼痛常放射至左肩、左臂前内侧，直至小指与无名指；

③疼痛在心脏负担加重（如体力活动增加、过度的精神刺激和受寒）时出现，在休息或舌下含服硝酸甘油数分钟后即可消失；

④疼痛发作时，可伴有虚脱、出汗、呼吸短促、忧虑、心悸、恶心或头晕症状。

心肌梗死是指由于冠状动脉功能不全，伴有冠状动脉供血区的急性、持续性缺血而导致的较大范围的心肌坏死。绝大多数心肌梗死局限于左心室的一定范围，并大多累及心壁各层（透壁性梗死），少数病例仅累及心肌的心内膜下层（心内膜下梗死）。而心肌梗死型冠心病是指在冠状动脉病变的基础上，发生冠状动脉供血急剧减少或中断，使相应的心肌严重而持久地急性缺血导致心肌坏死。通常表现为：

心肌梗死型冠心病

①突发时胸骨后或心前区剧痛，向左肩、左臂或他处放射，且疼痛持续半小时以上，经休息和含服硝酸甘油不能缓解；

②呼吸短促、头晕、恶心、多汗、脉搏细微；

③皮肤湿冷、灰白；

④大约1/10的病人的唯一表现是晕厥或休克。

缺血性心力衰竭型冠心病

缺血性心力衰竭型冠心病是心肌纤维化、心肌长期血供不足、心肌组织发生营养障碍和萎缩，或大面积心肌梗死后，导致纤维组织增生所致。

4.冠心病有哪些症状

这种类型的患者没有什么临床症状，只在做心电图检查时发现异常，因此无症状心肌缺血型冠心病又称"隐性冠心病"。有些老年人平时看起来很健康，可因为一次过度劳累或强烈的精神刺激，便突然发病倒地而死亡，医学上叫猝死。医学统计资料表明，各种心脏病是造成老年人猝死的常见病因，其中无症状心肌缺血型冠心病在心脏病猝死的病因中占据首位。

心绞痛主要指由于过度劳累或激动引发心肌暂时缺血，引起心前部或胸骨后剧烈疼痛，感觉呼吸困难、胸口憋闷。原因是冠状动脉狭窄明显，侧支循环差，当心肌耗氧量大于其所能得到的血液供给时，可引起心绞痛的症状。

由于冠状动脉粥样斑块破溃、出血、水肿、血栓形成，或冠状动脉持久痉挛，造成冠状动脉完全堵塞，致使冠状动脉血流中断，心肌长时间严重缺血，造成心肌坏死，进而引起剧烈的心痛症状。

某些冠心病患者有时心肌缺血却无心绞痛等症状，可能是因为缺血时间短、程度轻、范围小，也可能与体内的痛觉感受系统、痛觉传导神经系统异常有关。而多支冠状动脉病变，往往由于心肌长期的慢性缺血、低氧，导致心肌弥漫性纤维化、心肌萎缩、心脏扩大，最终导致慢性心力衰竭或心律失常。

5.冠心病青睐哪些人

以下人群应注意：

40岁以上人群： 3／4的患者年龄在40岁以上，虽然起病于青年时期，但步入中年后应多加防范。

脑力劳动者： 脑力劳动者患此病的概率比体力劳动者几乎高1倍。

高血压患者： 冠心病患者约60％伴有高血压。收缩压在180毫米汞柱（1毫米汞柱=0.133千帕）者患冠心病的概率比一般人高8倍。

吸烟者： 吸烟者比不吸烟者的发病率高5~10倍。

糖尿病患者： 在45岁以上的糖尿病患者中，有半数人患有冠心病。

男性： 小于50岁的三个患者中有两个是男性，但50岁以后男女比例趋于一致。

高脂血症患者： 血液中胆固醇浓度高于200毫克者，冠心病发病率比一般人高5倍。

肥胖者： 肥胖者与消瘦者的患病比例约为5：1。

情绪不良人群： 经常精神紧张、易怒、忧虑、多疑者的发病率比文静、开朗者高1.5倍。

有冠心病家族史者： 父母患有冠心病，子女患病的概率比常人高1倍。

总之，高血压、高胆固醇、糖尿病、高脂血症、肥胖以及吸烟等为患冠心病的主要因素，应多加注意。

6.诱发冠心病的因素有哪些

气候

气候寒冷的天气或冬春季节，冠心病型心绞痛和心肌梗死的发病率就会增加。这是因为寒冷、潮湿和大风天气易使交感神经兴奋，心率加快、血压升高、体循环血管收缩、心肌耗氧量增多，从而诱发冠心病。同时，也可诱发冠状动脉痉挛，使管腔持续闭塞，或挤压斑块使内膜损伤、血小板聚集，血栓形成使管腔急性堵塞，导致心肌梗死。因此，在冠心病高发季节，患者应注意御寒保暖，减少户外活动，以防疾病发生。

年龄

冠心病的发病率随年龄的增长而增高，程度也随年龄的增长而加重。有资料表明，自40岁开始，每增加10岁，冠心病的患病率增加1倍。男性50岁、女性60岁以后，冠状动脉硬化发展比较迅速。医生提出，动脉硬化并非从中年开始，而是从青年开始逐渐出现，只不过是随着年龄的增长，其病变程度加重、速度加快而已，因此预防冠心病要从青年时期开始。

性别

冠心病多发生在40岁以后，男性多于女性。大多数是由于男性的不良生活习惯所造成的，如吸烟、饮酒等。

情绪

对于冠心病患者来说，情绪时常波动对病情起到推波助澜的作用，甚至关系到生死。因为，不良的情绪易引起人体内分泌的紊乱，带来生理上的变化，比如呼吸急促、血压升高、脉搏加快、血液黏稠度增加、血中胆固醇和三酰甘油浓度增加等，这些变化都很容易危及心脏。因此，冠心病患者不仅要依赖药物治疗，还需调节自己的情绪。

生活习惯

冠心病患者应建立良好的生活习惯，如减少盐的摄入从而降低血压，以循序渐进的方式做运动，培养健康爱好来缓解精神紧张，不抽烟、不饮酒，吃大量果蔬杂粮，定期到医院体检等。

7.诱发冠心病的疾病有哪些

高血压：高血压被认为是冠心病的重要危险因素。高血压患者动脉粥样硬化程度较血压正常者更明显，且血压水平越高，动脉硬化程度越重，因此，高血压患者发生血管闭塞和破裂的情况比血压正常者早约20年。研究证明，无论是收缩压，还是舒张压，都能预测冠心病的发展程度。

目前对于重度高血压的危害已无异议，而轻度高血压的危害的存在争议，大多数专家认为虽然此类患者血压水平较低，引起冠心病的危险较小，但在人群中所占比例不容忽视。

高脂血症：高血清总胆固醇已被证明是冠心病的危险因素。对于血清总胆固醇水平较低的东方人也是如此。饮食是影响血清胆固醇水平的重要因素，从而也影响冠心病发病率和死亡率，大规模尸检研究和移民研究都证实了这一点。日常饮食中脂肪的类型也很重要，饱和脂肪酸的增加会使血清胆固醇升高，而多不饱和脂肪酸的增加则相反。

糖尿病：糖尿病和糖耐量异常使心血管疾病的危险性增加。高血压、肥胖、胰岛素抵抗、高胰岛素血症、高三酰甘油血症、低高密度脂蛋白胆固醇血症经常共同存在，这些因素均会加速动脉粥样硬化。

肥胖症：肥胖者冠心病的发病率较高，尤其是短期内发胖或极度肥胖患者的发病率更高。因为过大的体重会使心脏超负荷和血压上升；高热量的饮食习惯会使血脂、血压水平增高，冠状动脉粥样硬化形成并加重；肥胖后体力活动减少，妨碍了冠状动脉粥样硬化病变者侧支循环的形成。但是，如果不考虑年龄因素或者不合并高血压、高脂血症、糖尿病等疾患，肥胖不能成为真正的危险因素。

其他：①肥厚梗阻性心肌病：由于左心室流出道梗阻和心肌肥厚，可有心绞痛、晕厥或呼吸困难，多与活动有关，胸痛在服用硝酸甘油后反而加重，查体胸骨左缘可闻及收缩期杂音。②瓣膜病：主动脉狭窄也可有心绞痛，应做超声心动图检查。怀疑有冠状动脉疾病，应做冠状动脉造影检查。③其他疾病累及冠状动脉疾病：冠状动脉畸形或先天发育异常、冠状动脉肌桥、风湿性疾病引起冠状动脉炎，冠状动脉夹层或急性主动脉夹层累及冠状动脉，冠状动脉栓塞、梅毒性主动脉炎引起冠状动脉口狭窄或闭塞。④X综合征：X综合征多见于女性，为冠状动脉系统毛细血管功能不良引起，与冠状动脉内皮功能失调有关，临床表现为劳力型心绞痛，运动试验可以为阳性，但冠状动脉造影无固定狭窄或冠状动脉痉挛，预后相对良好。

8.诊断冠心病的方法有哪几种

冠心病的诊断主要包括症状和体征两部分。心绞痛是冠心病的主要临床症状，根据心绞痛发作时的部位、性质、诱因、持续时间、缓解方式和伴随症状及体征等，便可鉴别心绞痛和心肌梗死。可以说，典型的症状和体征对心绞痛和心肌梗死的诊断至关重要。

冠心病可通过以下方法进行诊断：

心电图检查

心电图检查是冠心病诊断中最早、最常用和最基本的诊断方法，该方法使用方便，易于普及，当患者病情发生变化时便可及时捕捉其变化情况，能连续动态观察并进行各种负荷试验，以提高其诊断敏感性。无论是心绞痛还是心肌梗死，都有其典型的心电图变化。

心电图负荷试验

心电图负荷试验是诊断冠心病最常用的非创伤性检查方法，其通过一定量的运动增加心脏负荷，观察心电图的变化。运动方式主要有平板运动和蹬车运动。心电图改变主要以ST段水平型或下斜型压低≥0.1mv（从J点后0.06～0.08秒）持续2分钟作为阳性标准。运动中出现步态不稳、室性心动过速或血压下降时，应立即停止运动。心肌梗死急性期、不稳定型心绞痛、心力衰竭、严重心律失常或急性疾病者禁做运动试验。

酶学检测

酶学检测是心肌梗死的鉴别和诊断的重要手段之一。临床上根据血清酶浓度的序列变化和特异性同工酶的升高等肯定性酶学改变可明确诊断为心肌梗死。

冠状动脉造影

冠状动脉造影是目前世界上公认的诊断冠心病的"金标准"，可以明确冠状动脉有无狭窄以及狭窄的部位、程度、范围等，并可根据造影结果确定下一步治疗应采取的措施。同时进行左心室造影，可以对心脏功能进行评价。冠状动脉造影的主要应用为：①对内科治疗下心绞痛仍较重者，明确动脉病变情况以考虑旁路移植手术；②胸痛似心绞痛而不能确诊者。

多层螺旋CT

冠状动脉造影是目前世界公认的诊断冠心病的"金标准"，但属于有创检查，存在一定风险，有些患者从心理上难以接受；另外该项检查明显受医院条件限制，费用高，因此寻找一种无创、安全的冠脉影像技术非常具有现实意义。近年来，快速发展起来的多层螺旋CT已经在心脏影像领域取得了可喜成绩，冠状动脉成像技术发展尤为迅速。多层螺旋CT具有较强的时间分辨力、密度分辨力和空间分辨力，同时具有扫描速度快、覆盖容积范围大、球管功率高等优点。

放射性核素检查

根据病史，心电图检查不能排除心绞痛时可做此项检查。核素心肌显像可以显示缺血区，明确缺血的部位和范围大小。结合运动试验再显像，可提高检出率。

二维超声心动图

心脏超声可以对心脏形态、室壁运动以及左心室功能进行检查，是目前最常用的检查手段之一，对室壁瘤、心腔内血栓、心脏破裂、乳头肌功能等有重要的诊断价值。血管内超声可以明确冠状动脉内的管壁形态及狭窄程度，是一项很有发展前景的新技术。

动态心电图

动态心电图是一种可以长时间连续记录并编集分析心脏在活动和安静状态下心电图变化的方法。常规心电图只能记录静息状态短暂仅数十次心动周期的波形，而动态心电图可连续24小时记录多达10万次左右的心电信号，可提高对非持续性异位心律，尤其是对一过性心律失常及短暂的心肌缺血发作的检出率，因此扩大了心电图临床运用的范围。

X线检查

X线检查对判断原有的心脏病、心力衰竭的早期诊断及其严重程度都具有意义。胸部X线检查主要用于肺实变、纤维化、钙化、肿块、肺不张、肺间质病变、肺气肿、空洞、支气管炎症及扩张、胸腔积液、气胸、胸膜肥厚粘连、纵隔肿瘤、心脏、血管性态、乳房肿块诊断。而冠心病患者心绞痛发作时，少数心绞痛病人X线平片上可见左心室增大和肺静脉高压等表现。

化验检查

心肌酶学检查是心肌梗死的诊断和鉴别诊断的重要手段之一。临床上根据血清酶浓度的序列变化和特异性同工酶的升高等肯定性酶学改变可明确诊断为心肌梗死。

9.哪些常用检查手段有助于鉴别诊断冠心病

冠心病的诊断参考标准

（1）有典型的心绞痛发作或心肌梗死，而无重度主动脉瓣狭窄、关闭不全、心肌病等证据。

（2）休息时心电图有明显的心肌缺血或心电图运动试验阳性表现，而无其他原因（如各种心脏病、显著贫血、阻塞性肺气肿、植物神经功能紊乱，应用洋地黄药物及电解质紊乱等）可查。如病人仅有心电图的缺血表现，而无心绞痛者可诊断为无症状性心肌缺血。

（3）40岁以上有心脏增大、心力衰竭，以及乳头肌功能失调症状，而不能用心肌疾病或其他原因解释，并患有高血压病、高胆固醇血症和糖尿病三项中的两项的病人。

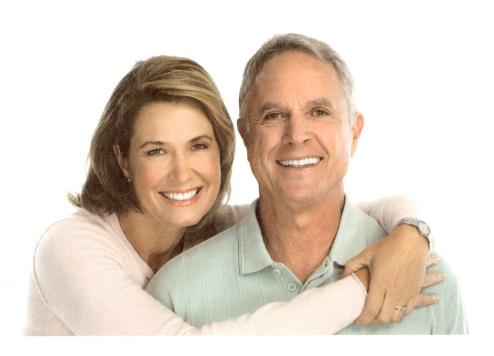

典型心绞痛的临床症状与鉴别诊断

心绞痛以发作性胸痛为主要临床表现，疼痛的特点为：

（1）**部位：**主要在胸骨体上中段后方，可波及心前区，手掌大小范围，甚至横贯前胸，界限不是很明显。常放射至左肩、左臂内侧达无名指和小指，或至颈、咽，或下颌部、牙齿，或后背部。

（2）**性质：**胸痛常有压迫、发闷、紧缩、烧灼感，但不尖锐，不像针刺或刀扎样痛，偶伴濒死的恐惧感。发作时，病人往往不自觉地停止原来的活动，直至症状缓解。

（3）**诱因：**体力劳动或情绪激动、过度饱食、寒冷、吸烟、心动过速、休克、排便用力过度等亦可诱发。疼痛发生于劳动或激动的当时，而不在一天或一阵劳累之后。典型的心绞痛常在相似的条件下发生，但有时同样的劳动只在早晨引起心绞痛，一般与晨间痛阈较低有关。

（4）**持续时间：**疼痛出现后常逐步加重，在3～5分钟渐渐消失，偶可持续15～20分钟。可以反复发作。

（5）**疼痛缓解方式：**一般在停止诱发症状的活动后即缓解。舌下含硝酸甘油也能在几分钟内缓解。

（6）**体征：**一般无异常体征。心绞痛发作时常见心率增快、血压升高、表情焦虑、感觉寒冷或出汗，有时出现第四或第三心音奔马律，暂时性心尖部收缩期杂音。

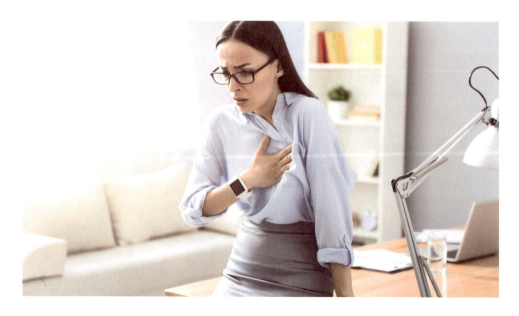

心肌梗死的临床症状与鉴别诊断

（1）**不稳定型心绞痛**：是介于劳力性心绞痛与心肌梗死和猝死之间的临床表现，主要包括初发心绞痛、恶化劳力性心绞痛、静息心绞痛伴心电图缺血改变等。其特征是心绞痛症状进行性增加，新发作的休息或夜间性心绞痛或出现心绞痛持续时间延长。

（2）**主动脉夹层**：胸痛程度一开始即达到高峰，常患高血压，两侧上肢的血压和脉搏常不对称，此为重要特征，少数可出现主动脉瓣关闭不全的听诊特点。没有急性心肌梗死心电图的特征性改变及血清酶学的变化。X线、超声心动图、CT和磁共振有助于诊断。

（3）**肺动脉栓塞**：胸痛、咯血、呼吸困难、休克等症状，是引起肺动脉栓塞的诱因。常有急性肺源性心脏病改变，与心肌梗死心电图的特征性改变明显不同。

（4）**急腹症**：急性胆囊炎、胆石症、急性坏死性胰腺炎、溃疡病合并穿孔常有急性上腹痛及休克的表现，但常有典型急腹症的体征。心电图及心肌坏死标志物不明显与心肌酶不增高。

（5）**急性心包炎**：胸痛与发热同时出现，有心包摩擦音或心包积液的体征。心电图改变常为普遍导联ST段弓背向下型抬高，T波倒置，无异常Q波出现。彩超可诊断。

心绞痛的典型特征及与其他疼痛的鉴别

（1）**情感或者精神因素导致的胸部不适或者胸痛。**

又可称为心脏神经官能症，多见于中青年女性或者更年期妇女。实际上，女性绝经期前，如无危险因素（如家族史、高血压、血脂紊乱和糖尿病）则很少发生冠心病。病人常有胸部不适感，表现为尖锐的刺痛或者撕裂样疼痛，常常位于左侧乳房附近，有的疼痛范围如针尖大小，持续时间短暂；也可表现为持续的闷痛，持续数小时，甚至数日，和活动无关或关系不明确，有的甚至活动后或者精神放松后减轻。服用硝酸甘油多在10分钟以后起效，但缓解不完全。

病人除胸部不适外，常出现全身无力、头晕、睡眠不好、肌肉跳动、呼吸困难等症状，也可有其他的躯体不适。有些病人可以找到诱因，可能有家庭方面的原因，也可能有社会的原因。有的病人因此不敢活动，甚至不能上班。

查体多正常，或者和心脏无关，多发现病人情绪不稳定、易激动、过度敏感或者表现富于戏剧性。

这类病人可有ST段移位，或者T波变化。应做心电图运动负荷试验，甚至超声心动图、放射性同位素检查，仍不能肯定者应做冠状动脉造影。

应注意病人的年龄、性别、社会心理因素，以及是否存在易患冠心病的危险因素。

（2）其他疾病引起的心绞痛。

肥厚梗阻性心肌病：由于左心室流出道梗阻，常表现为心绞痛、晕厥或呼吸困难，多与活动有关，胸痛在服用硝酸甘油后反而加重，查体胸骨左缘可听到收缩期杂音，心脏彩超可以鉴别。

瓣膜病：主动脉狭窄或者关闭不全也可发生心绞痛，应做超声心动图检查。如怀疑同时有冠状动脉疾病，应做冠状动脉造影检查。

其他疾病累及冠状动脉：如冠状动脉畸形或先天发育异常，冠状动脉肌桥、风湿性疾病引起冠状动脉炎，急性主动脉夹层疾病累及冠状动脉，冠状动脉栓塞、梅毒性主动脉炎引起冠状动脉狭窄或闭塞。

X综合征：X综合征多见于女性，为冠状动脉系统毛细血管功能不良所引起，与冠状动脉内皮功能失调有关，心电图负荷试验可呈阳性，但冠状动脉造影无固定狭窄区或仅见冠状动脉痉挛，预后相对较好。

（3）非冠状动脉心脏疾病导致的胸痛或胸部不适。

早搏：早搏可伴有胸部不适甚至疼痛，多出现在不活动时，活动后疼痛多消失或感觉不到。患者应尽早确定早搏是良性性质还是伴有心脏疾病，必要时做动态心电图、心脏运动负荷试验或超声心动图检查。

急性心包炎：心包炎早期可出现心前区和胸骨后疼痛，常与深呼吸、咳嗽或者体位改变有关，有时吞咽疼痛。早期可有心包摩擦音，且心包摩擦音和胸痛常在出现大量积液后消失。心电图的ST段和T波变化常位于除了aVR以外的所有导联，ST断抬高呈弓背向下，可伴有心包压塞的症状和体征，以及全身症状，超声心动图可以确诊。

心肌炎和扩张性心肌病：可出现胸闷、呼吸困难等症状。心电图检查可发现QRS群波、ST段和T波的变化。应注意询问病史，仔细查体，观察心电图有无演变，系列心肌酶学检查，和超声心动图等检查。

右心室高压：肺动脉高压可因右心室缺血引起心绞痛，常见于二尖瓣狭窄伴肺动脉高压、肺动脉瓣狭窄等。

高动力心脏综合征和二尖瓣脱垂综合征：为交感神经过度兴奋的表现，病人常诉心慌、心前区不适、全身疲乏、呼吸困难、焦虑和多汗等，β受体阻滞剂效果良好。心电图可与冠心病混淆，运动试验也可呈假阳性，心得安可消除ST-T变化。二尖瓣脱垂综合征也可伴交感神经兴奋和高动力状态，常常有神经衰弱的临床表现，心脏彩超可确诊。

急性主动脉夹层：可出现剧烈的胸痛，也可累及冠状动脉，甚至出现心肌梗死。胸痛的部位一般较高，常呈撕裂样，开始就达到高峰，可广泛放射到背部、腹腰部和腿部。胸部可有异常搏动，可听到夹层导致的异常杂音，两侧上肢或者上下肢血压不匹配，一侧脉搏搏动减弱，下肢麻痹或偏瘫。累及主动脉根部可出现主动脉瓣关闭不全。应及时做X线胸片、超声心动图或者磁共振检查，考虑手术者应做主动脉造影。

急性肺栓塞：急性大面积肺栓塞可引起胸痛、不明原因的呼吸困难、晕厥、休克等表现，病人可伴有冷汗、紫绀或者濒死感。但病人的查体、心电图和X线胸片可以有急性肺动脉高压或者急性右心功能不全的表现，如心电图出现肺性P波、右束支传导阻滞或者较特异的SIQIIITIII心电图等；X线胸片上腔静脉影增宽，右下肺动脉增宽或肺动脉段突出等。超声心动图可发现右心室搏动减弱，室间隔左移，根据三尖瓣反流还可估计肺动脉压力。必要时做肺动脉加冠状动脉造影检查。

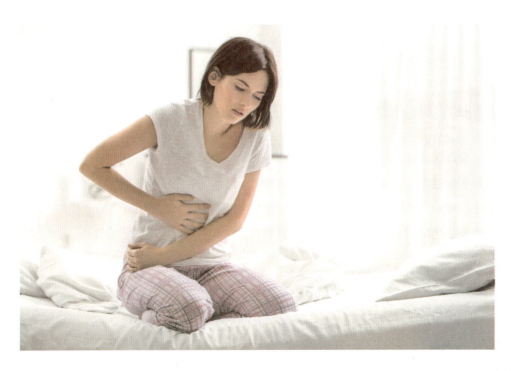

（4）胸部、肺部疾病。

胸部外伤：应询问病史，表现为胸部触痛，疼痛与咳嗽、深呼吸、姿势或者某些活动有关。

肋软骨炎和肋间神经痛：为刺痛或灼痛，可与活动有关，有明确的压痛点，有时伴有神经官能症的表现，心电图无变化，心肌酶不高。其他胸壁痛可由肋间肌肉劳损、病毒感染引起，胸痛特点为锐痛，有触痛，咳嗽、深呼吸时疼痛加重。

胸部带状疱疹：在出现疱疹前可与心肌缺血性疼痛混淆。受累区域表现为皮肤过度敏感，有触痛，可伴有头痛、发热或全身不适等症状。

肺炎：心电图可出现类似心肌梗死或心肌缺血的表现有发热、咳嗽或者咳痰等症状，系列心肌酶学、X线胸片可以鉴别。

自发性气胸：突感胸痛和呼吸困难，胸痛在气胸的发生侧，胸部扣诊呈鼓音，X线胸片可确诊。

纵隔气肿：胸痛和纵隔气肿是典型的表现，颈或胸上部可出现皮下气肿，X线胸片可以确诊。

胸出口综合征：胸出口综合征涉及从胸腔上缘出来或通过的神经和血管结构，为压迫所致。与骨或肌肉异常有关系，症状多在20~40岁出现，与职业活动、不良的体位或者颈外伤等有关系。多数病人表现为上肢痛，尤其尺侧，也可放射至颈、肩部、肩胛区或腋下，极少数疼痛位于胸壁。胸痛者在仔细体检的同时，应进一步做心电图、心肌酶学检查。

胸膜炎：典型胸膜性胸痛，与呼吸、咳嗽有关，可伴发热等全身症状，亦可发生在心肌损伤后，大量积液可以引起呼吸困难。

（5）上腹和胸部不适的胃肠道疾病。

反流性食管炎和食管裂孔疝：反流性食管炎是因胃内容物反流进入食管导致的食管黏膜炎症，可并发食管消化性溃疡或狭窄。最常见的症状是胸骨后胸痛、灼热感、咽下疼痛和"不消化"，与进食或体位变化有关系，可有泛酸、反苦液或反胃内容物的情况，使用抗酸剂可缓解症状。食管裂孔疝与反流性食管炎无明确关系，胸腹部X线透视可协助诊断。

食管穿孔或破裂：该疾病的死亡率很高，多与器械操作或外伤有关系，也可由压迫坏死等其他原因所致。食管破裂多发生在饱餐后干呕或呕吐时，此时出现剑突下疼痛且放射至肩胛区。患者可出现呼吸困难、大汗和紫绀，接着出现脸色苍白、心动过速、休克和纵隔气肿的表现。胸部X线可发现纵隔气肿和胸腔积液，吞钡检查可确定破裂的部位。

食管痉挛和食管贲门失驰缓症：以疼痛和吞咽困难为主要表现，对硝酸酯类药物有效，吞咽常为胸痛的诱因，尤其进食冷的食物，疼痛可放射至背部、颈部和下颌，每次持续数分钟或者数小时，活动不增加疼痛，但可与情绪有关。体检多无异常，吞钡检查和压力计检查有助于诊断。

急腹症：如消化性溃疡或者穿孔、胰腺炎、胆管炎、胆囊炎和胆石症。急腹症出现的上腹部疼痛，可与心肌梗死放射至上腹部的疼痛或不适相混淆，严重时可出现休克。腹部压痛和反跳痛，腹部超声、胸腹部X线检查等有助于诊断，同时应做心电图和心肌酶学检查。

（6）其他疾病。

其他疾病伴心电图ST-T变化，如脑血管意外、腹部疾病、早期复极综合征，有些需要做心电图和酶学检查，必要时做冠状动脉造影，以排除心肌缺血。颈椎病也可以出现胸背疼痛，被误认为心绞痛。

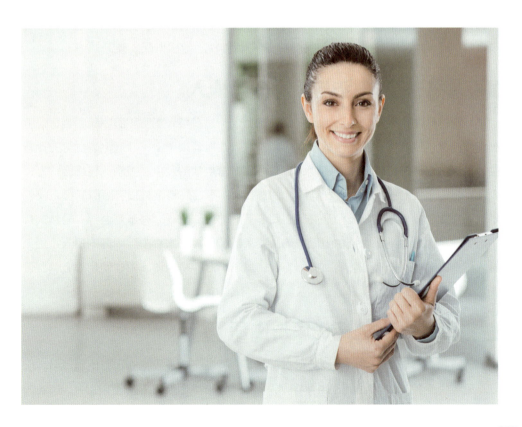

二、冠心病患者饮食宜忌要牢记

在正常饮食的基础上，冠心病患者还应做到"三点"。"少一点"，即少放油、少食肉、少食生冷及刺激性食品；"低一点"，即多食低脂肪、低盐和低糖食物；"多一点"，即多食蔬菜、水果及豆制品，以补充足够的维生素和纤维素，也有助于促进消化。

宜 控制每日摄入食物的总热量

控制饮食并不是指吃得越少越好，而是指在满足人体需要的情况下，尽可能减少多余热量的摄入。在每天摄入的总热量中，13%~15%的热量是由蛋白质提供的，其中一半是动物蛋白；15%~30%的热量是由脂肪提供的，其中大部分是植物性的，植物油中含有大量的不饱和脂肪酸，可促使脂代谢和凝血系统的正常化；其他55%~72%的热量则由糖类来提供。因此，冠心病患者完全可以从热量很低的植物性食物中获得大量的糖类、维生素、微量元素、矿物质和电解质。在感到饥饿时，可食用果蔬来减少热量的摄入。同时，还要合理安排餐次，做到少食多餐。

宜 控制脂肪与胆固醇的摄入

冠状动脉硬化的第二号杀手，就是高脂血症。过多摄入脂肪和胆固醇，会导致胆固醇和脂蛋白结合在一起而形成一些小颗粒沉着在血管内壁上，从而阻碍血管的通畅性，久而久之该部位就会发生病变，导致心脑血管疾病的发生。美国儿科协会认为：人从2岁以后，就应该减少脂肪和胆固醇的摄入，不过控制脂肪和胆固醇的摄入仅仅是预防血液胆固醇升高以及使升高的胆固醇下降的措施之一，并不是全部。虽然饮食中摄入的胆固醇并不是血液中胆固醇的主要来源，但控制饮食中胆固醇的摄入（避免摄入过多胆固醇）仍然是防治血脂异常、高血压、冠心病、动脉粥样硬化等心脑血管疾病的重要措施。

宜 合理选择优质蛋白质

优质蛋白质即完全蛋白质，所含必需氨基酸种类齐全、数量充足、比例适当。所以，冠心病患者宜食奶类的酪蛋白、乳清蛋白，蛋类的卵清蛋白及卵黄磷蛋白，肉类的清蛋白和肌蛋白，大豆蛋白等。要提升人体对蛋白质的利用率，除了选择优质蛋白质外，还要避免长时间加工与高温烹煮，以免蛋白质受到破坏，涮肉片、蛋花汤（鸡蛋最后放）、自制豆浆（黄豆煮熟后直接打成豆浆）都是能使蛋白质容易被吸收的方式。

宜 少盐饮食

　　世界卫生组织推荐，健康成年人每天摄入的食盐量不宜超过5克，其中包括通过各种途径(酱油、咸菜、味精等调味品)摄入的量。营养学家和医学专家认为，用盐多少直接关系到人们的身体健康，低盐饮食更能促进健康。低盐饮食并不是说吃盐越少越好，更不是不吃盐。但盐的摄入量越多，越容易引起血压升高，导致高血压病，并且过多地食用盐还会增加心、肾负担。研究发现，盐摄入量每日低于3克的人平均血压低，且随年龄的增长血压也无明显升高趋势。我国广东人膳食口味淡，其高血压发病率明显比北方高盐地区低。如已习惯于"咸"味，烹调时建议在起锅时再放盐。此时食盐未渗透于食物内，"咸味"足而实际放盐少。所以，对于冠心病患者而言，凡含盐多的食品均应避免食用，如咸菜、泡菜、松花蛋、腌肉、海味等。另外，应多饮白开水，以促进人体新陈代谢和体内毒素排泄，降低血黏稠度。

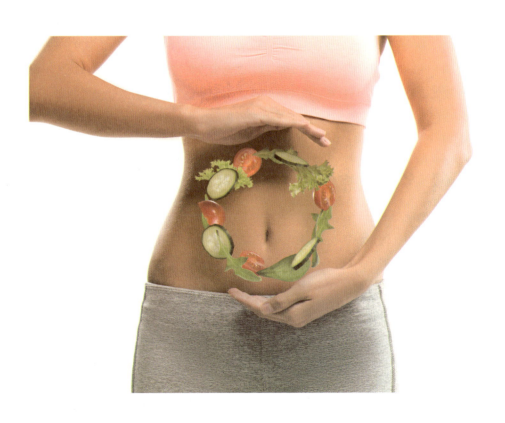

宜　在饮食中增加富含纤维素的食物

纤维素可促进唾液和消化液的分泌，对胃起到填充作用，同时吸水膨胀，能使人产生饱腹感而抑制进食欲望。膳食纤维与部分脂肪酸结合，当脂肪酸通过消化道时，脂肪不能被吸收，因此减少了对脂肪的吸收率，也降低了脂肪附着在血管壁的风险。胆固醇和胆酸的排出也与膳食纤维有着极为密切的关系，膳食纤维可与胆酸结合，使胆酸迅速排出体外，进而促使胆固醇向胆酸转化，从而降低了胆固醇水平。故在防治冠心病的膳食中，应有充足的膳食纤维。

宜　少量多餐，避免过饱

冠心病患者不能暴饮暴食，饮食宜清淡、低盐。若摄入过多的蛋白质，则会使新陈代谢加快，从而增加心脏负担，增加心血管疾病的发病率；摄入过多的糖类，会在体内转化为脂肪而堆积沉淀，阻碍血液正常流动，促使血压骤升；摄入过多膳食纤维则可能影响某些微量元素的吸收。

饱餐容易引发冠心病。食量过大，加重心脏负担，引起心绞痛，同时还会引起消化系统、循环系统、血液系统和内分泌系统的疾病。这是因为，当胃里充满食物时，为了促进胃消化，血液不得不大量流进胃中运输养分，导致其他组织供血量降低甚至不足。另外，饱餐后外周血压下降，高血压病人血压下降更加明显，血压的明显下降，会造成冠状动脉的供血不足。更有甚者，饱餐不仅会摄入大量高脂肪食物，更容易引发心绞痛或心肌梗死。因为大量高脂肪食物可促使血液中脂肪浓度快速升高，增加血液的黏稠度，增高血小板的凝集量，更容易形成微血栓。因此，冠心病患者应该纠正不良的饮食习惯，少食多餐。

宜　多喝水降低心绞痛的发作频率

水是人体血液、淋巴液、消化液、汗液、尿液等体液的供给源泉，是维持人体新陈代谢、调节体温、输送营养、促进体内废物及毒素排泄的重要物质。人体如不及时补充水分，很容易出现生理性缺水，会使体温升高，出现口干舌燥、头晕、体倦乏力及血液浓度增大，影响血液循环，容易诱发高血压、脑血栓、心肌梗死等严重病症。许多老年人血液黏稠度本来就高，患心脑血管病的风险也较大，而缺水易引发缺血性中风，甚至猝死。

宜 选择糖类有所注意

糖类是人体热量的主要来源，糖类摄入过多，导致热量过剩，在体内转化生成脂肪，引起肥胖，并使血脂升高。经研究证明，糖类中升高血脂的作用从高到低排列为：果糖、蔗糖、淀粉。过高的血糖负荷，会导致胰岛素抵抗，促进炎症发展，进而导致动脉粥样硬化。因此，冠心病的高危人群，应尽量少喝或不喝含糖饮料，这样有利于防治冠心病。

宜 四季饮食调理

在气温变化较大的深冬初春之际，冠心病发病率可高达50％左右，这是因为寒冷可致体内肾上腺素分泌增加，使血管收缩、血液黏稠度增高。建议广大冠心病患者，多吃蔬菜、水果，饮食宜清淡，忌油腻、生冷及刺激性食物。春季气温逐渐升高，细菌、病毒等微生物也开始繁殖，活力增强，容易侵犯人体而致病，如上呼吸道感染、支气管炎、肺炎等，而这些普通的感染性疾病均会增加心脏的负担，从而诱发心绞痛、心肌梗死等严重疾病。

宜 合理补充维生素

维生素C能促进胆固醇生成胆酸，从而有降低血胆固醇作用，还能改善冠脉循

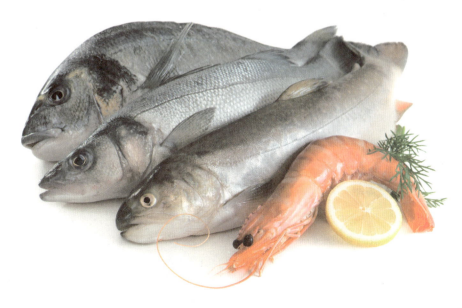

环，保护血管壁。维生素B$_3$能扩张末梢血管，防止血栓形成，还能降低血液中甘油三酯的水平。维生素E具有抗氧化作用，能阻止不饱和脂肪酸过氧化，保护心肌并改善心肌缺氧，预防血栓发生。所以，冠心病患者可多食用富含维生素的水果及蔬菜。

宜　常食鱼及水产品

近年研究发现鱼类脂肪所含的二十碳五烯酸（EPA）属于高度不饱和脂肪酸，比植物油中所含的亚油酸在降低胆固醇方面效果更佳。此外，EPA可以抑制血液凝集。鲔鱼、鲣鱼、秋刀鱼、沙丁鱼等极为普通而又便宜的鱼类中含有大量EPA。一系列研究表明，鱼肉中的Ω-3多不饱和脂肪酸可以有效地减少心律失常现象的发生，从而降低心律失常造成猝死的危险。此外，Ω-3多不饱和脂肪酸还可以防止血栓的形成，有降压、加强血管壁弹性的功能。

忌　过量补铁、补钙

若通过各种途径进入体内的铁过量，可使铁在人体内贮存过多，而体内铁的贮存过多与多种疾病如心脏和肝脏疾病、糖尿病有关。许多学者认为，铁通过催化自由基的生成、促进脂蛋白的脂质和蛋白质部分的过氧化反应、形成氧化低密度脂蛋白等作用，参与动脉粥样硬化的形成。因此，冠心病患者不宜过量补铁。

尽管钙质的补充对人体健康十分重要，但是仍不建议每天补充超过2500毫克的钙，补钙过量虽不至于立即出现中毒现象，却会影响人体其他必需矿物质如铁、锌等的吸收率。所以，冠心病患者应该科学补钙，且不宜过量。

忌　烟、酒、浓茶、辛辣食物

众所周知，吸烟有害健康。烟草燃烧时释放出的烟雾中含有上千种化学物质，其中包括尼古丁、一氧化碳、醛类、醇类等。吸烟可以引起肺癌、高血压，还能造成动脉硬化，形成血栓，增加心绞痛和心肌梗死的发病率。世界卫生组织调查表明，吸烟会导致血液黏稠，引起血管变化。吸烟的冠心病患者比不吸烟的冠心病患者的人数高出3倍之多，且死亡率是不吸烟患者的6倍。

长期大量饮酒可导致心功能衰竭，表现为心室扩大和左心室收缩功能低下，影响体内糖代谢过程，使三酰甘油生成增加，而肥胖和高脂血症均是引发冠心病的危险因素。因此长期大量饮酒可使冠心病的患病率增加，大量饮酒者的冠心病死亡率亦增加。

茶叶中含有咖啡因，一杯浓茶中约含100毫克的咖啡因，而过多的咖啡因有使人大脑兴奋、失眠、心跳加快、情绪烦躁和心律不齐的作用，进而可加重心脏的负担。若空腹或者晚上喝浓茶更容易加重冠心病患者的病情，严重者甚至可诱发心绞痛和心律失常。

辛辣食物，如辣椒、胡椒、花椒、姜、蒜等，都具有较强的刺激性，而且还具有"行散"作用，过多食用容易"耗气"，可能导致气虚，致使免疫力降低。

忌 饮食太精细

对于冠心病患者而言，粗粮和细粮搭配食用十分重要，因为粗粮可以提供细粮所缺乏的营养成分。不同的粗粮所含的营养并不同，如小麦含钙高，小米中铁和B族维生素的含量较高，糯米、玉米等中的营养成分也各有千秋。各种粗粮经常调换搭配，能使人体获得更全面的营养，而且还能防止肥胖。一般情况下一天宜吃一顿粗粮、两顿细粮。粗粮和细粮给人体提供的热量不是完全一样的，只吃粗粮或只吃细粮都不合适。宜选用易于消化吸收的粗粮，如玉米面、小米面、全麦粉等。细粮可选用白面、大米。主食总量应适当控制，一般控制在250～300克即可，具体视病人的身体状况和体力劳动强度而定。

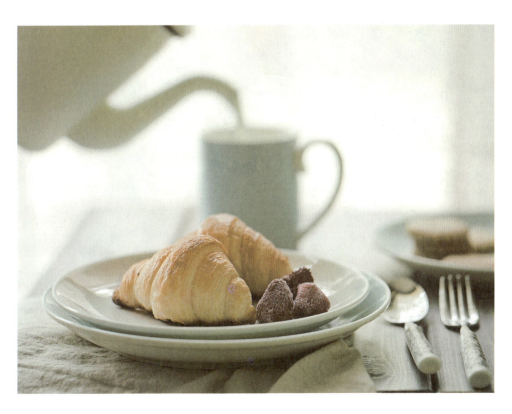

早餐太少，晚餐太饱

早餐吃得太少，人体处于饥饿状态，导致血糖降低，从而出现头晕、注意力不集中、记忆力减退、易疲劳等现象，甚至影响大脑功能，导致智力下降。长期不吃早餐，还容易使低密度脂蛋白沉积于血管内壁，导致动脉硬化的发生。另外，有科学家曾对长期不吃早餐的人群进行过详细研究，发现他们患心肌梗死等病症的概率比正常进食早餐的人群高出许多。所以，冠心病患者的早餐不仅要吃饱，还要搭配合理。

晚餐吃得太多容易增加血液中脂类物质的含量，还会加强人体合成胆固醇的能力，过多的胆固醇和脂肪被运送到动脉血管壁上堆积起来，从而诱发动脉粥样硬化、高血压、冠心病、血栓等各种心脑血管疾病。所以，冠心病患者的晚餐不宜吃太多，八分饱就足够了。

饮食口味太重

《黄帝内经》中有这样的记载，"多食盐，则脉凝泣而色变""味过咸，大骨气伤，心气抑"。咸多伤心，食味过咸使小动脉收缩，有害于心脏。一般来说，味道重

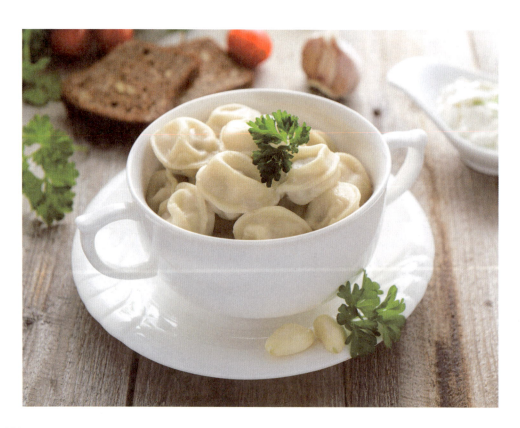

的食物，令人担心的主要是盐、糖、增味剂和油脂过多的问题。浓味有时也涉及辣、麻、酸等味道。大部分情况下，味道重的食物含盐量都较高。市面上许多重口味食物所用的油都是动物油，脂肪含量很高，摄入过多往往引起肥胖，而且肥胖是引发冠心病的危险因素之一，所以冠心病患者的饮食宜清淡，不宜吃口味重的食物。

忌 不吃主食

主食营养是人类健康的基石之一，人体每天消耗的热量和营养主要来自主食。因此，如果长期不吃主食，身体没有足够的营养成分来完成相应的生理功能，人就会出现头晕、疲乏、低血压、心律失常等症状。对于冠心病患者来说，主食可以少吃，吃六七分饱，但是不能不吃。

忌 用水果替代蔬菜

水果中所含的糖类，主要成分是蔗糖、果糖、葡萄糖之类的单糖和双糖。当这些单糖和双糖进入人体后，可以较容易地被人体小肠吸收。

蔬菜的营养物质主要包括蛋白质、矿物质、维生素等，这些营养物质的含量越高，蔬菜的营养价值也越高。

水果与蔬菜的营养存在着一定的差异，营养专家提倡人们每天摄取一定量的蔬菜，是因为蔬菜具有以下几个作用：

①大部分蔬菜中含有人们日常需要的六大类营养物质，只是相对来说其中的蛋白质含量较少，脂肪含量也很少。维生素是蔬菜中的主要营养成分，各类蔬菜以维生素C为主，也含有维生素A、B族维生素。同时，蔬菜中还含有生物活性物质，如番茄红素、叶绿素、生物碱、多酚等，这些物质可以清除体内垃圾、延缓衰老以及预防心血管疾病。

②蔬菜还有一定的食疗作用，如西蓝花、番茄等含有丰富的抗氧化物的蔬菜可以增强体质；黄瓜、冬瓜、白萝卜、豆角等热量较低的蔬菜可以辅助减肥；糖尿病患者多吃南瓜、苦瓜可以减轻病症；芹菜、紫菜等有特殊香味的蔬菜可以起到降血压的作用。

③蔬菜中膳食纤维的含量不仅远远高于水果，而且它所含有的膳食纤维是不可溶性纤维，具有促进肠道蠕动、清除肠道内积蓄的有毒物质等作用，能有效地防治便秘、痔疮，预防大肠疾病，这是水果无法达到的功效。

由此可见，蔬菜中的营养物质相对而言比水果丰富，水果当然不能取代蔬菜。

揭开冠心病的庐山真面目

反之，蔬菜也不能代替水果，水果也有它独特的功用，如多数水果中含有的各种有机酸，能刺激消化液分泌。所以，每天应以300~500克的新鲜蔬菜为主，再适当吃100~200克水果，做到膳食营养均衡，这才有利身体健康。

忌 烹调油温过高

有些人在炒菜时，以为油烧得热，甚至冒烟，炒出来的菜才会味道鲜美且香气扑鼻。其实不然。烹调用的油主要是动物油和植物油，它们都由甘油和脂肪酸组成。植物油的熔点低于37℃，动物油的熔点一般在45~50℃。当油温高达200℃以上时，其中的甘油就会分解，产生一种叫"丙烯醛"的气体，丙烯醛是一种对人体呼吸道、消化道和眼睛有害的刺激性物质，能引起流泪、咳嗽、厌食、头晕等症状。另外，由于丙烯醛的生成，还会使油产生大量的过氧化物，这是一种有害物质。因此，炒菜时应将油温控制在100℃左右为宜。

忌 长期食素

受高脂血症、高血压、高血糖、高尿酸等慢性"富贵病"威胁的人越来越多。在养生、减肥等思想的指导下，不少人灭掉"食肉欲"，转而选择他们认为更为健康的素食。

一方面，素食食材的脂肪含量普遍较少，基本不含胆固醇，的确能有效减少心血管疾病发生的可能性。此外，素食的纤维素含量非常充足，可以带走身体内部分毒素，有利养生。

另一方面，摄入更多的植物性食物意味着摄入了相对更为丰富的水溶性维生素和膳食纤维，更少的饱和脂肪酸和胆固醇，但也会带来一些营养物质缺乏的高危因素：优质蛋白质的摄入减少，植物性食物中钙的吸收率低，再加上膳食纤维及植酸对营养物质吸收的干扰，很容易造成营养物质如维生素、矿物质的缺乏。人体必需的矿物质，如锌、钙、铁等主要来自肉食。锌主要来源于动物性食物，饮食中80％的钙来自奶类，80％的铁来自肉类和蛋类。素食中锌、钙、铁的含量少，其中含有较多的草酸，会阻碍锌、钙和铁等元素的吸收。长期食素者容易发生因缺乏维生素而引起的一些疾病，如缺乏维生素A易患夜盲症和呼吸道感染；缺乏维生素D易患小儿佝偻病和骨质疏松症；缺乏维生素E会引起溶血性贫血、脂溢性皮炎和氨基酸代谢障碍、免疫力下降；缺乏维生素K则易引起各种自发性出血。长期缺乏蛋白质对人体的抗病能力影响极大，会使人体糖类、蛋白质、脂肪的比例失衡，因而造成贫血、消瘦、消化不良、记忆力下降等。素食中植物纤维的成分较多，可使胆酸的吸收率降低，胆盐浓度也降低。素食者往往维生素A、维生素E摄入不足，这两种维生素缺乏，使胆囊上皮细胞容易脱落，从而导致胆固醇沉积形成结石。

德国的一项最新研究表明，如果过分强调吃素，就会由于营养不均衡而增加患心血管疾病的风险。德国的研究人员对部分德国素食者进行了调查，结果显示，虽然这些素食者体内的胆固醇水平较低，但大部分人都表现出缺乏维生素B_{12}的症状，这使得血液中一种被称为"高半胱氨酸"的成分增加，这种物质会增加心血管疾病的患病风险。调查还发现，不食肉类可能会导致血液中高密度脂蛋白水平降低，从而对心血管健康不利，食肉过多和完全不食肉都可能会引起心血管疾病。

所以，对于冠心病患者来说，素食主义不可取，想要预防和改善冠心病的症状，必须有均衡的饮食结构，还要注意劳逸结合，保持心情舒畅。

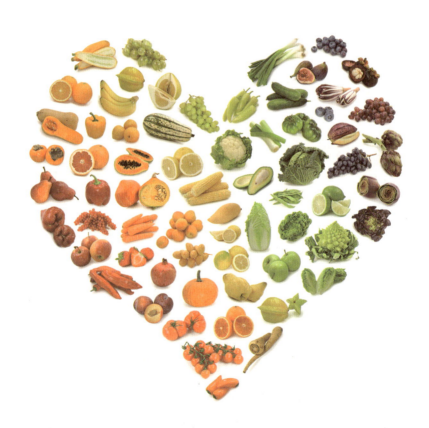

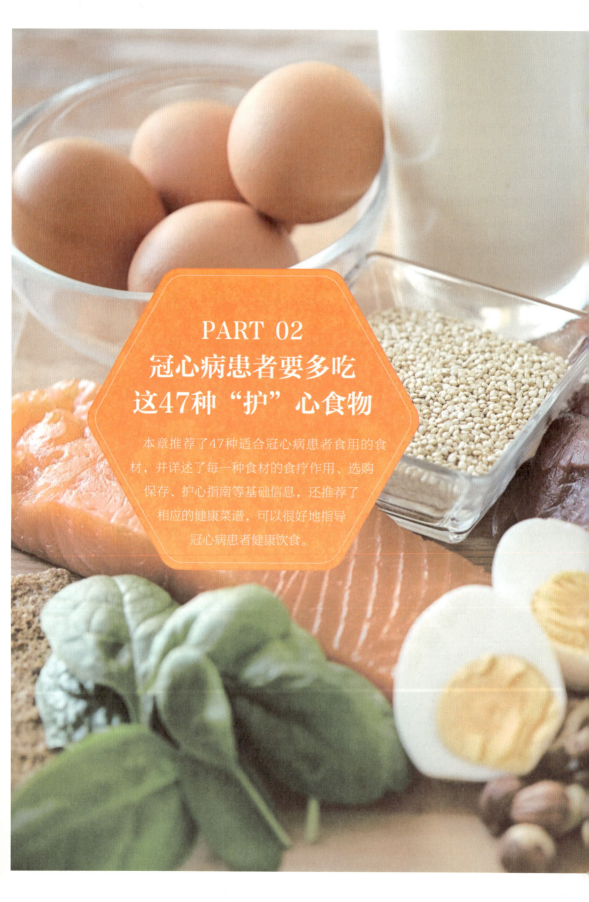

PART 02
冠心病患者要多吃这47种"护"心食物

本章推荐了47种适合冠心病患者食用的食材，并详述了每一种食材的食疗作用、选购保存、护心指南等基础信息，还推荐了相应的健康菜谱，可以很好地指导冠心病患者健康饮食。

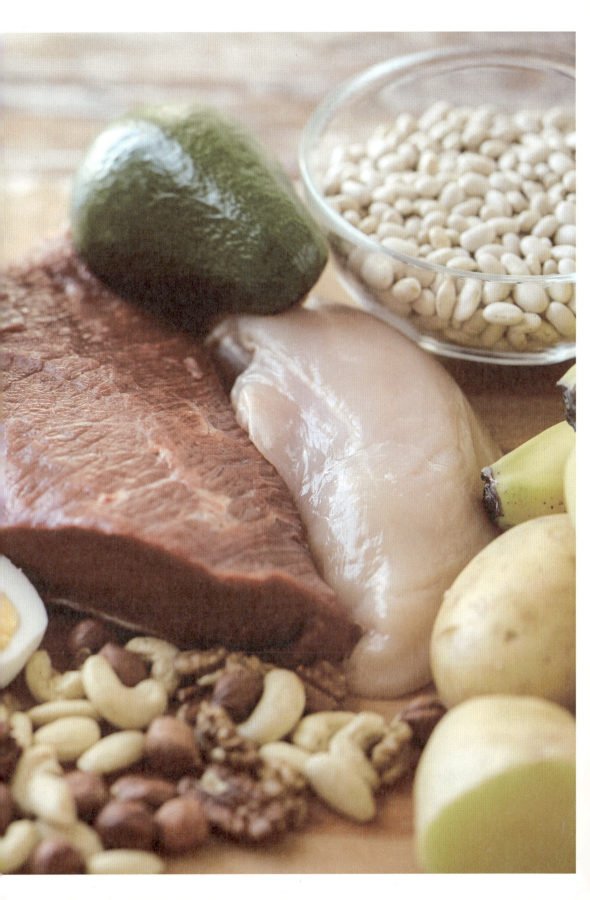

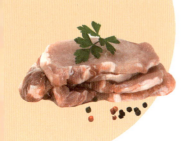

猪瘦肉

猪瘦肉含有丰富的优质蛋白，脂肪、胆固醇含量较低，冠心病患者不宜摄入过多脂肪，宜摄入含必需氨基酸多的优质蛋白，以满足人体营养需求。因猪瘦肉中所含蛋白质多为优质蛋白，故可作为冠心病患者的蛋白质食物来源。

● 性味归经

性温，味甘、咸；归脾、胃、肾经。

● 食疗作用

猪瘦肉具有补肾养血、滋阴润燥的功效，其含有的铁可为人体提供血红素和促进铁吸收的半胱氨酸，能改善缺铁性贫血，尤适宜阴虚不足、头晕、贫血、老人燥咳无痰、大便干结及营养不良者食用，但湿热偏重、痰湿偏盛以及舌苔厚腻之人忌食。

● 选购保存

新鲜猪肉有光泽且红色均匀，用手指按压肌肉后凹陷部分能立即恢复。将肉切成肉片，放入塑料盒里，喷上一层料酒，盖上盖，放入冰箱的冷藏室，可贮藏一天不变味；或将肉切成片，将肉片平摊在金属盆中，置冷冻室冻硬，再用塑料薄膜将肉片逐层包裹起来，置冰箱冷冻室贮存，可保存一个月不变质。

● 护心指南

❶ 用于肾虚、血瘀型冠心病：三七10克，瘦猪肉200克。把三七洗净，烘干，研磨成粉末状，瘦肉洗净，切成薄片，放入碗中，撒上三七粉末，将碗放入蒸锅，小火蒸1~2小时即可。本品能滋阴益肾、活血止痛，有利于改善冠心病患者病情。

❷ 用于冠心病的预防：灵芝6克，黑木耳6克，白木耳6克，蜜枣6枚，瘦猪肉200克，煲汤服用，可以滋补肺胃、活血润燥、强心补脑、降血压、降血脂、预防冠心病。

丝瓜瘦肉粥

材料

丝瓜45克，瘦肉60克，水发大米100克，盐2克

做法

1. 将去皮洗净的丝瓜切成片，再切成条，改切成粒；将洗好的瘦肉切成片，再剁成肉末。
2. 锅中注入适量清水，用大火烧热，倒入水发好的大米，拌匀，盖上盖，用小火煮30分钟至大米熟烂。
3. 揭盖，倒入肉末，拌匀，放入切好的丝瓜，拌匀煮沸，加入盐，用勺拌匀调味即可。

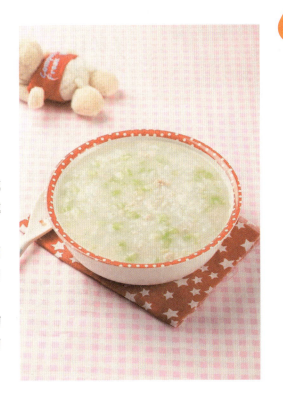

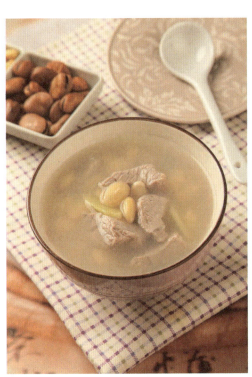

白扁豆瘦肉汤

材料

白扁豆100克，瘦肉块200克，姜片少许，盐少许

做法

1. 锅中注水烧开，倒入备好的瘦肉块，搅匀汆去血水，捞出，沥水待用。
2. 砂锅中注水烧热，倒入备好的扁豆、瘦肉，放入姜片，盖上锅盖，烧开后转小火煮1小时至食物熟软，掀开锅盖，放入少许的盐搅拌片刻，使食材入味。
3. 关火，将煮好的汤盛出装入碗中即可。

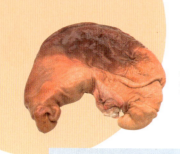

猪肚

猪肚富含蛋白质、脂肪、维生素A、维生素E以及钙、钾、镁、铁等元素，具有补虚损、健脾胃的功效，适宜气血虚损、身体瘦弱者食用，对于老年冠心病患者调理脾胃、强身保健颇有益处。

> **调理关键词**
>
> 补虚损、健脾胃

● 性味归经

性温，味甘；归脾、胃经。

● 食疗作用

猪肚不仅可供食用，而且有很好的药用价值，有补虚损、健脾胃作用。根据清代食医王孟英的经验，怀孕妇女若胎气不足，或产后虚羸者，用猪肚煨煮烂熟如糜，频频服食，最为适宜。若同火腿一并煨食，尤补。同时还可改善：男子虚弱遗精，猪肚1个，入带心连衣红莲子，煮糜，杵丸梧桐子大，每淡盐汤下30丸。

● 选购保存

新鲜猪肚黄白色，手摸劲挺、黏液多，肚内无块无硬粒，弹性足。猪肚用盐腌好，放于冰箱保存。

● 护心指南

❶ 用于预防冠心病心肌梗死：猪肚1个，白果仁150克，鲜汤200毫升，姜2片，葱结20克，调料适量。将猪肚洗净焯水，入沸水锅煮至八成熟，改刀排放于碗中，加入白果及各种调料，蒸汽加热至软熟即可。此品具有补气健脾的功效。

❷ 用于寒凝心脉型冠心病患者：猪肚1个，白胡椒15克。将白胡椒打碎放入猪肚内，用线扎紧，加水慢火煨至熟，吃肚饮汤。适用于寒凝心脉型冠心病患者，也可用于胃脘隐隐作痛、喜暖喜按、食欲减退、面色无华、神疲乏力、手足不温等症。

黄花菜猪肚汤

🥟 材料

熟猪肚140克，水发黄花菜200克，姜片、葱花各少许，盐3克，鸡粉3克，料酒8毫升

🍲 做法

1. 熟猪肚切成条；黄花菜去蒂，备用。
2. 将砂锅中注入适量清水，放入猪肚，加入姜片，淋入料酒，用小火煮20分钟，倒入处理好的黄花菜，用勺搅匀，续煮15分钟至全部食材熟透。
3. 将加入盐、鸡粉，搅匀调味，装入碗中，撒上葱花即可。

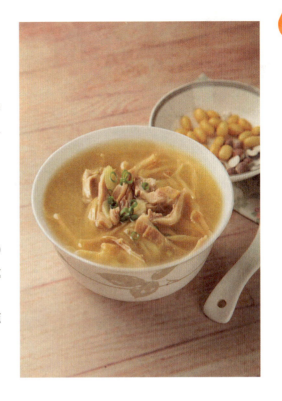

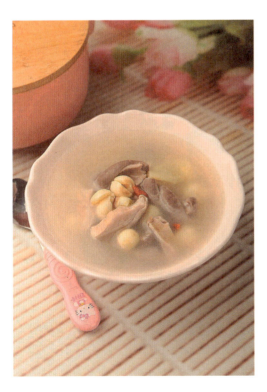

莲子炖猪肚

🥟 材料

猪肚220克，水发莲子80克，枸杞子、姜片、葱段各少许，盐2克，鸡粉、胡椒粉各少许，料酒7毫升

🍲 做法

1. 将洗净的猪肚切开，再切成条形，备用。
2. 锅中注水烧开，放入猪肚条，淋入一半料酒，煮1分钟，捞出，待用。
3. 砂锅中注水烧热，倒入姜片、葱段，放入猪肚、莲子，淋入剩余料酒，烧开后用小火煮2小时至食材熟透。
4. 加入盐、鸡粉、胡椒粉、枸杞子，拌匀，用中火煮至食材入味即可。

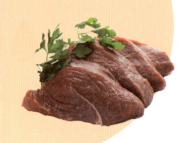

牛肉

牛肉含蛋白质、脂肪、维生素B_1、维生素B_2、钙、磷、铁等营养物质，还含有多种特殊的成分，如肌醇、黄嘌呤、牛磺酸等，能提高人体抗病能力，可加速组织修复，对心血管具有保护作用。

> **调理关键词**
>
> 补脾胃、益气血、强筋骨

● 性味归经

性平，味甘；归脾、胃经。

● 食疗作用

牛肉有补中益气、滋养脾胃、强健筋骨、化痰熄风、止渴止涎的功效，尤其适宜于生长发育、术后病后调养、中气下隐、气短体虚、筋骨酸软、贫血久病及面黄目眩之人，但患有感染性疾病、肝病、肾病的人慎食。黄牛肉为发物，患疮疥、湿疹、痘疹、瘙痒者慎用。寒冬食牛肉可暖胃，水牛肉能安胎补神，黄牛肉能安中益气、健脾养胃、强筋壮骨。

● 选购保存

新鲜牛肉有光泽，红色均匀，脂肪洁白或淡黄色，外表微干或有风干膜，不黏手，弹性好。如不慎买到老牛肉，可放入冰箱冷冻室再冷冻一两天，肉质可稍变嫩。

● 护心指南

❶ 用于血虚血瘀型患者：牛肉100克，芡实10克，金丝大枣4颗，姜一小块，清水400毫升。牛肉在炖前用清水浸泡半小时，炖汤食用。此方具有健脾开胃、补气养血之功。

❷ 用于合并糖尿病的冠心病患者：牛肉500～1000克，切成小块，加水适量，用小火煮成浓汁，加少许盐调味。时时饮用。可缓解糖尿病患者口渴多饮，还可用于脾胃虚弱、营养不良、面浮足肿、小便短少等。

彩椒牛肉饭

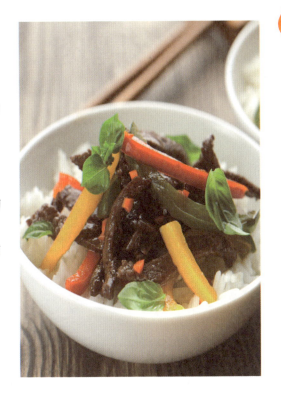

材料

牛肉100克，黄彩椒60克，红彩椒60克，熟米饭300克，蒜末适量，盐2克，鸡粉2克，食用油、生抽、水淀粉各适量

做法

1. 将牛肉切成条；红彩椒、黄彩椒切成条。
2. 热锅注油，倒入蒜末爆香，倒入牛肉炒香。
3. 倒入黄红彩椒炒匀。
4. 加入盐、鸡粉、生抽炒匀入味。
5. 加入适量清水煮沸，用水淀粉勾芡。
6. 关火，将食材盖在米饭上即可。

牛肉南瓜粥

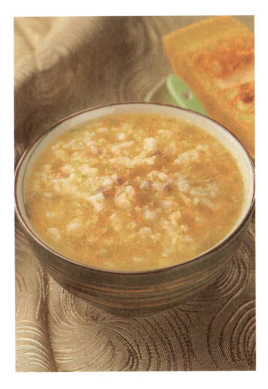

材料

水发大米90克，去皮南瓜85克，牛肉45克

做法

1. 蒸锅上火烧开，放入洗好的南瓜、牛肉，用中火蒸15分钟至熟软，取出，放凉待用。
2. 将放凉的牛肉切成粒；将放凉的南瓜切成粒状，然后剁碎，备用。
3. 砂锅中注水烧开，倒入洗好的大米，烧开后用小火煮10分钟。
4. 倒入牛肉、南瓜，拌匀，用中小火煮20分钟至所有食材熟透即可。

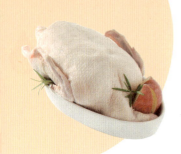

鸭肉

鸭肉富含蛋白质、B族维生素、维生素E以及铁、铜、锌等矿物质，其饱和脂肪酸、单不饱和脂肪酸、多不饱和脂肪酸的比例接近理想值，有降低胆固醇的作用，对防治心脑血管疾病有益，对于担心摄入太多饱和脂肪酸会形成动脉粥样硬化的人群来说尤为适宜。

> **调理关键词**
> 养胃滋阴、清肺解热、
> 大补虚劳、利水消肿

● 性味归经

性寒，味甘、咸；归脾、胃、肺、肾经。

● 食疗作用

在中医看来，鸭子吃的食物多为水生物，故其肉味甘、性寒，入肺、胃、肾、脾经，有滋补、养胃、补肾、消水肿、止热痢、止咳化痰等作用。凡体内有热的人适宜食鸭肉，体质虚弱、食欲不振、发热、大便干燥和水肿的人食之更为有益，但阳虚脾弱、外感未清、便泻肠风者不宜食用。

● 选购保存

要选择肌肉新鲜、脂肪有光泽的鸭肉。保存鸭肉的方法很多，一般来说可以直接放入冰箱冷冻，也可以用熏、腊、风、腌等方法保存。

● 护心指南

❶ 用于防治血管硬化：鸭1只，去肠杂等，切块；海带60克，泡软洗净。加水一同炖熟，略加食盐调味服食。海带性凉味咸，有降血压、降血脂的作用；鸭肉能补阴抑阳，亦属凉性，民间多用来防治高血压、血管硬化。

❷ 用于脑供血不足所导致的头晕头痛：老鸭1只，母鸡1只（或各半），取肉切块，加水适量，以小火炖至烂熟，加少许盐调味服食，具有益气养血、健脾补虚的功效。

土茯苓绿豆老鸭汤

材料

绿豆250克，土茯苓20克，鸭肉块300克，陈皮1片，高汤适量，盐2克

做法

1. 锅中注水烧开，放入洗净的鸭肉块拌匀，拌匀煮2分钟，余水捞出后过冷水，盛盘备用。
2. 另起锅，注入适量高汤烧开，加入鸭肉、绿豆、土茯苓、陈皮，拌匀，炖3小时至食材熟透。
3. 加入盐进行调味，搅拌均匀至食材入味即可。

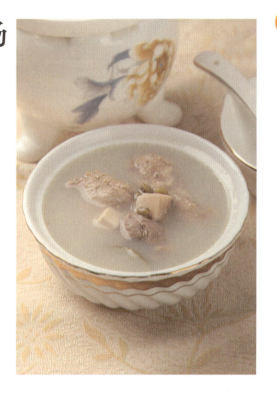

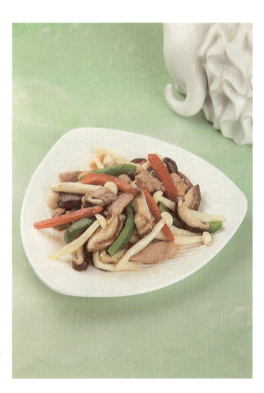

鸭肉炒菌菇

材料

鸭肉170克，白玉菇100克，水发香菇60克，彩椒、圆椒各30克，蒜片、盐、生抽、料酒、水淀粉、食用油各适量

做法

1. 将香菇去蒂，再切成片；将洗好的白玉菇切去根部；将洗净的彩椒、圆椒切成粗丝；将鸭肉切成条，装碗，加少许盐、生抽、料酒、水淀粉、食用油，腌制入味。
2. 锅中注水烧开，倒入香菇、白玉菇、彩椒、圆椒，煮至断生，捞出备用。
3. 用油起锅，放入蒜片，爆香，倒入鸭肉炒熟，再倒入所有食材炒匀即可。

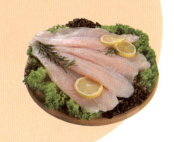

草鱼

草鱼富含蛋白质、脂肪，每100克含蛋白质15.5~26.6克，含脂肪1.4~8.9克，还含有钙、磷、铁、维生素B_1、维生素B_2、维生素B_3、等。草鱼含有丰富的不饱和脂肪酸，对血液循环有利，非常适合心血管病人食用。

> **调理关键词**
>
> 暖胃和中、平降肝阳

性味归经

性温，味甘；归肝、胃经。

食疗作用

草鱼味甘、性温、无毒，入肝、胃经，具有暖胃和中、平降肝阳、祛风、治痹、益肠、明目之功效。草鱼不仅对心血管病人有好处，而且对于身体瘦弱、食欲不振的人来说，草鱼肉嫩而不腻，既能开胃，还有很好的滋补功效。草鱼含有丰富的硒元素，经常食用有抗衰老、养颜的功效。

选购保存

草鱼一般挑选体型较大的为好，以活鱼最好，鱼鳃鲜红、鱼鳞完整、鱼眼透亮的则新鲜度较好。如果是已死并处理过的草鱼，不水洗，不刮鱼鳞，将内脏掏空，浸泡在淡盐水中，可以保存数天，或放入冰箱冷藏保存。

护心指南

❶ 用于血压偏高导致头晕的高血压患者：冬瓜500克，草鱼250克，料酒10毫升，盐3克，大葱5克，姜5克，猪油（炼制）5克，炖汤服用，适用于高血压、肝阳上亢引起的头痛，或痰浊眩晕、虚劳水肿等疾患。

❷ 活血健脑、软化血管：草鱼500克，豆腐200克，酱油15毫升，料酒15毫升，白糖5克，大蒜5克。切成鱼段煎炸后，再加入豆腐炖煮即可。此品可用作老年冠心病患者的日常保健食品。

菠萝炒鱼片

🍅 材料

菠萝肉75克，草鱼肉150克，红椒25克，姜片、蒜末、葱段、盐、豆瓣酱、鸡粉、料酒、水淀粉、食用油各适量

🍲 做法

1. 将菠萝肉切成片；将红椒切成小块；将草鱼肉切成片，装碗，加入适量盐、鸡粉、水淀粉、食用油，腌制入味。
2. 热锅注油烧热，放入鱼片，放入豆瓣酱，拌匀，滑油至断生，捞出，沥干油，待用。
3. 用油起锅，放入姜片、蒜末、葱段，爆香，倒入红椒块、菠萝肉，炒匀，倒入鱼片、调料，翻炒至入味即可。

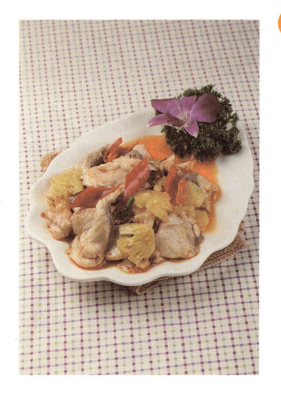

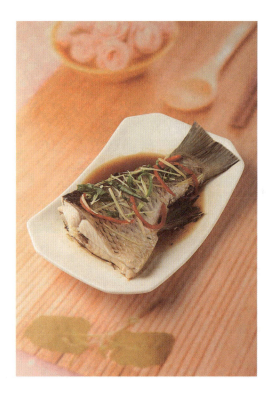

清蒸草鱼段

🍅 材料

草鱼肉370克，姜丝、葱丝、彩椒丝、蒸鱼豉油各少许

🍲 做法

1. 将洗净的草鱼肉背部切一刀，放在蒸盘中，待用。
2. 蒸锅上火烧开，放入蒸盘，再盖上盖，用中火蒸约15分钟，至食材熟透。
3. 揭开盖，取出蒸盘，撒上姜丝、葱丝、彩椒丝，淋上蒸鱼豉油即可。

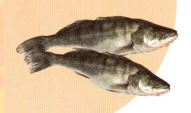

鲈鱼

鲈鱼富含蛋白质、维生素A、B族维生素、钙、镁、锌、硒等营养物质，含有丰富的EPA，它能与胆固醇结合形成胆固醇脂，促进胆固醇的代谢，从而降低血液中的胆固醇含量，预防动脉粥样硬化和心肌梗死等疾病。

调理关键词

健脾利水、补肝肾

● 性味归经

性平，味甘、淡；归肝、脾、肾经。

● 食疗作用

鲈鱼具有健脾益肾、补气安胎、健身补血等功效，对慢性肠炎、慢性肾炎、习惯性流产、胎动不安、妊娠期水肿、产后乳汁缺乏、手术后伤口难愈合等有食疗作用。鲈鱼中丰富的蛋白质等营养成分，对儿童和中老年人的骨骼组织十分有益。

● 选购保存

鲈鱼以鱼身偏青色，鱼鳞有光泽、透亮的为好；翻开鳃呈鲜红者、表皮及鱼鳞无脱落才是新鲜的；鱼眼要清澈透明不混浊，无损伤痕迹；用手指按一下鱼身，富有弹性表示鱼体较新鲜。不要买尾巴呈红色的鲈鱼，这表明鱼身体有损伤，买回家后很快就会死掉。鲈鱼一般使用低温保鲜法，如果一次吃不完，可以去除内脏，清洗干净，擦干水分，用保鲜膜包好，放入冰箱冷冻保存。

● 护心指南

❶ 用于脾胃虚弱的老年冠心病患者：鲈鱼50克，白术10克，陈皮5克，胡椒0.5克，煎汤食。此品具有补益脾胃、消食导滞的作用，可用于脾胃虚弱、消化不良、少食腹泻或胃脘隐隐作痛怕冷者。

❷ 用于术后的冠心病患者：鲈鱼1条（250～500克），黄芪60克，隔水蒸熟，饮汤食肉。此品富含优质蛋白质、脂肪，可促进伤口愈合，适用于手术后调理。

上海青鱼肉粥

🍅 材料

鲜鲈鱼50克，上海青50克，水发大米95克，盐2克，水淀粉2毫升

😋 做法

1. 将洗净的上海青切成丝，再切成粒。
2. 将处理干净的鲈鱼切成片，装入碗中，放入少许盐、水淀粉，腌制10分钟至入味。
3. 锅中注水烧开，倒入水发好的大米，拌匀，用小火煮30分钟至大米熟烂。
4. 倒入鱼片，搅拌匀，再放入切好的上海青，煮沸，加入适量盐调味即可。

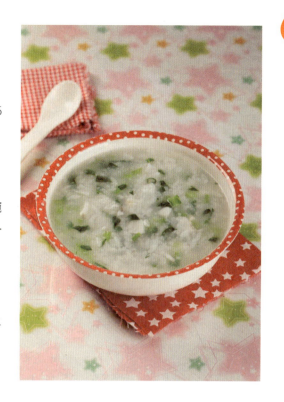

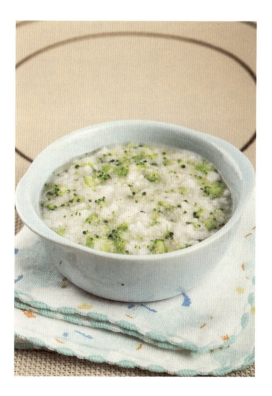

鲈鱼西蓝花粥

🍅 材料

净鲈鱼400克，水发大米180克，西蓝花160克，姜片少许，盐4克，鸡粉少许，芝麻油适量

😋 做法

1. 将洗净的西蓝花切成小朵；把鲈鱼切成小块，装入碗中，加入少许盐、鸡粉，拌匀至入味，腌制10分钟。
2. 砂锅中注水烧开，倒入大米，煮沸后用小火煮30分钟至米粒熟软，放入西蓝花，续煮5分钟至其断生。
3. 下入鱼块、姜片，煮至鱼肉熟软，加入盐、鸡粉、芝麻油拌匀即可。

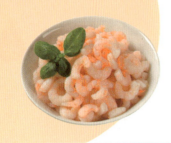

虾

虾富含蛋白质、脂肪、糖类、谷氨酸、维生素B$_1$、维生素B$_2$、烟酸以及钙、磷、铁、硒等矿物质。虾中含有丰富的镁，对心脏活动具有重要的调节作用，能很好地保护心血管系统，可减少血液中的胆固醇含量，预防动脉硬化，同时还能扩张冠状动脉，有利于预防高血压及心肌梗死。

调理关键词

补肾、壮阳、通乳

● 性味归经

性温，味甘、咸；归脾、肾经。

● 食疗作用

虾的营养价值极高，能提高人体的免疫力，有补肾壮阳、抗早衰、催乳等作用。虾皮还有镇静作用，常用来治疗神经衰弱、植物神经功能紊乱等症。海虾中含有三种重要的脂肪酸，能使人长时间保持精力集中。虾营养丰富，且肉质松软，易消化，非常适合身体虚弱以及病后需要调养的人食用。

● 选购保存

新鲜的虾体形完整，呈青绿色，外壳硬实、发亮，头、体紧紧相连，肉质细嫩，有弹性、有光泽。将虾线挑出，剥除虾壳，然后洒上少许酒，控干水分，再放进冰箱冷冻。

● 护心指南

用于防治动脉硬化：去皮冬瓜500克，虾皮70克，香油、盐、花椒、葱、味精各适量。用香油将花椒炸出香味，加葱、冬瓜、虾皮炒熟，调入调料食之。有清热、解暑、化浊、开胃等作用，对水肿、胀满、痰喘、痔疮、高血压、动脉硬化等有食疗功效。

西蓝花炒虾仁

🦐 材料

西蓝花90克，虾仁100克，蒜末适量，盐2克，鸡粉2克，食用油、生抽、水淀粉各适量

😋 做法

1. 将西蓝花切成小朵；将虾仁去掉虾线。
2. 热锅注油，倒入蒜末爆香。
3. 倒入虾仁，炒至转色。
4. 倒入西蓝花，炒匀。
5. 加入盐、鸡粉、生抽炒匀入味。
6. 加入适量清水煮沸后，用水淀粉勾芡即可。

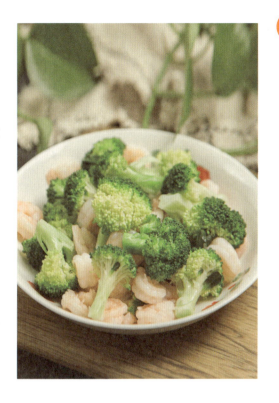

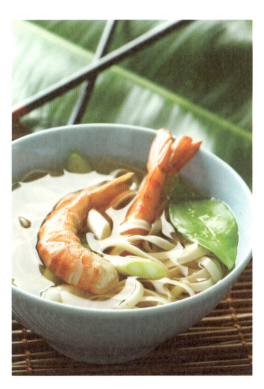

虾仁汤面

🦐 材料

手工面200克，虾仁60克，盐2克，鸡粉2克，生抽5毫升

😋 做法

1. 将虾仁去掉虾线，待用。
2. 取一碗，加入盐、鸡粉、生抽待用。
3. 锅内注入适量清水烧开，倒入手工面煮至熟软，盛出放入碗中。
4. 虾仁放入沸水中煮至变红后捞出，放入面条中即可。

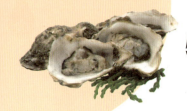

牡蛎

牡蛎是一种高蛋白、低脂肪、容易消化且营养丰富的食品，富含甘氨酸和肝糖原。牡蛎所含的蛋白质中有多种优良的氨基酸，这些氨基酸有解毒作用，可以除去体内的有毒物质，其中的氨基乙磺酸又有降低血胆固醇浓度的作用，因此可预防动脉硬化。

调理关键词
滋阴养血、宁心安神、 益智健脑、强筋健骨

● 性味归经

性凉，味涩、咸；归肝、肾经。

● 食疗作用

牡蛎具有重镇安神、潜阳补阴、收敛固涩等作用，其所含的牛磺酸、二十二碳六稀酸（DHA）、EPA是智力发育所需的营养素，可益智健脑、益胃生津，对胃酸过多或胃溃疡患者十分有益。牡蛎中钙含量接近牛奶，有助于骨骼、牙齿的生长。牡蛎还富含核酸，能延缓皮肤老化，减少皱纹的形成，可细肤美容，延年益寿。

● 选购保存

在选购优质牡蛎时应注意选体大肥实、颜色淡黄、体形均匀，而且表面颜色呈褐红的。新鲜的牡蛎在温度很低的情况下，如0℃以下，可以多存活5~10天，但是其肥度会降低，口感也会发生变化，所以尽量现买现吃。

● 护心指南

❶ 用于心悸失眠的冠心病患者：牡蛎肉150克，猪瘦肉150克，二者煮成汤，加少许盐调味，适用于夜睡不宁、血虚心悸、怔忡等症。

❷ 用于体质虚弱型冠心病患者：麦冬20克，海带半条，用水煎去药渣，加入牡蛎肉200克煮沸后，放入适量的大米饭拌匀，煮成泡饭，用油、盐、香菇、芹菜、香葱调味食用。此品具有滋阴、补益脾胃的功效。

韭黄炒牡蛎

材料

牡蛎肉400克，韭黄200克，彩椒50克，姜片、蒜末、葱花各少许，生抽、鸡粉、盐、料酒、食用油各适量

做法

1. 将洗净的韭黄切成段；将洗好的彩椒切成条。
2. 锅中注水煮沸，倒入洗净的牡蛎肉及料酒，汆烫一会儿，捞出牡蛎肉。
3. 热锅注油烧热，放入姜片、蒜末、葱花，爆香，倒入牡蛎肉，炒匀，淋入生抽、料酒，炒匀提味。
4. 放入彩椒、韭黄，翻炒均匀，加入鸡粉、盐，炒匀调味即可。

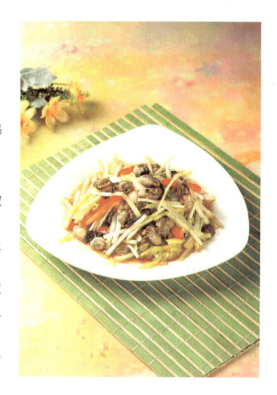

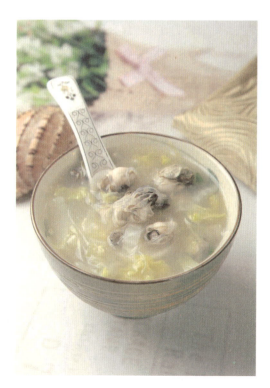

白菜粉丝牡蛎汤

材料

水发粉丝50克，牡蛎肉60克，白菜段80克，葱花、姜丝各少许，盐2克，料酒10毫升，鸡粉、胡椒粉、食用油各适量

做法

1. 锅中注水烧开，倒入白菜段、牡蛎肉，加入少许姜丝，稍微搅散。
2. 淋入少许食用油、料酒，搅匀提鲜，烧开后煮3分钟。
3. 加入少许的鸡粉、盐、胡椒粉，搅拌片刻，使食材入味。
4. 往锅中加入泡软的粉丝，煮至粉丝熟透，盛入碗中，撒上葱花即可。

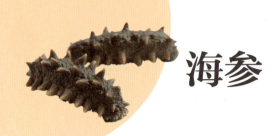

海参

海参除了含有蛋白质、钙、钾、锌、铁、硒、锰等营养物质外，还含其他活性成分，如海参素及由氨基己糖、维生素C和岩藻糖等组成的刺参酸性黏多糖，另含18种氨基酸，且不含胆固醇，能大大提高人体免疫力，有助于提高冠心病患者生活质量。

调理关键词

补肾益精、养血润燥

● 性味归经

性温，味甘、咸；归肾、心、肺经。

● 食疗作用

俗话说"陆有人参，水有海参"，中医认为，海参可以补肾、养血，营养和食疗价值都非常高。它能促进人体发育，提高免疫力，延缓皮肤衰老，清除体内过量的自由基，调节女性内分泌，美容养颜，延缓衰老等，还具有强大的抗炎作用，可用于防治前列腺炎和尿路感染等。

● 选购保存

优质海参参体为黑褐色、鲜亮、呈半透明状，参体均匀呈圆柱形，肌肉薄厚均匀，内部无硬心，手持参的一头感到颤动有弹性，肉刺完整。发好的海参不能久存，最好不超过3天，存放期间用凉水浸泡，每天换水2~3次，不要沾油；如是干货保存，最好放在密封的木箱中，防潮。

● 护心指南

用于合并高血糖、高脂血症的冠心病患者：海参1~2条，羊肉100克，生姜3片，粳米50~100克（2~3人用量）。羊肉煮至将熟，加入泡发的海参、粳米、姜片，再用小火炖煮至粳米熟烂即可。海参搭配甘温、温中暖肾、益气补血的羊肉，能让补肾益肾、温阳养血的效果更佳。

葱油海参

材料

海参300克，上海青200克，姜片、蒜片、葱段各适量，生抽5毫升，老抽3毫升，白糖5克，水淀粉、食用油各适量

做法

1. 先将海参切成长条；将上海青对半切开。
2. 热锅倒油，倒入葱段，炸至焦黄捞出，再加入姜片、蒜片，炸至焦黄，将葱油滤进容器中备用。
3. 上海青焯水，捞出盛入盘中。
4. 另起锅，加入白糖、老抽、生抽，然后倒入海参翻炒，加入少许葱油后，转小火慢煨，加入水淀粉收汁即可。

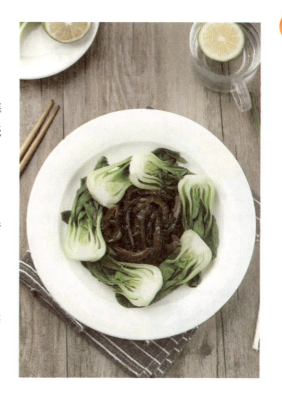

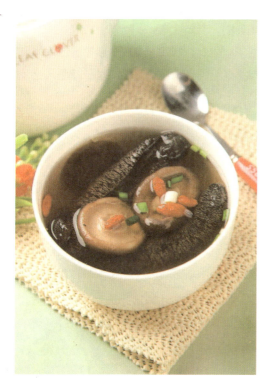

枸杞子海参汤

材料

海参300克，香菇15克，枸杞子10克，姜片、葱花各少许，盐适量，鸡粉2克，料酒5毫升

做法

1. 砂锅中注入适量清水用大火烧热，放入海参、香菇、枸杞子、姜片，淋入料酒，搅拌片刻，盖上锅盖，煮开后转小火煮1小时至熟透。
2. 掀开锅盖，加入适量盐、鸡粉，搅拌均匀并煮开，使食材入味，关火，将煮好的汤盛出装入碗中，撒上葱花即可。

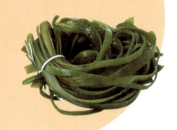

海带

海带富含碘、钾、钙、钠、镁、铁、铜、硒、维生素B_2、藻多糖等，海带中含有的甘露醇与碘、钾、烟酸等协同作用，对防治动脉硬化、高血压、慢性气管炎、慢性肝炎、贫血、水肿等疾病都有较好的食疗效果。海带中富含的优质蛋白质和不饱和脂肪酸，对心脏病、糖尿病、高血压有一定的防治作用。

调理关键词

软坚化痰、利水泄热

性味归经

性寒，味咸；归肝、胃、肾三经。

食疗作用

海带中含有大量的碘，是甲状腺功能低下者的最佳食品；含有大量的甘露醇，具有利尿消肿的作用，可防治肾功能衰竭、老年性水肿、药物中毒等。海带的胶质能促使体内的放射性物质随同大便排出体外，从而减少放射性物质在人体内的积聚，也减少了放射性疾病的发生概率。另外，海带热量低，对于减肥人士颇有益。

选购保存

干海带以质厚实、形状宽长、身干燥、色淡黑褐或深绿、边缘无碎裂或黄化现象的为好。将干海带剪成长段，洗净，用淘米水泡上，煮30分钟，放凉后切成条，分装在保鲜袋中放入冰箱里冷冻保存。

护心指南

用于合并高血压的冠心病患者：薏米20克，海带30克，鸡蛋2个，食用油、盐、胡椒粉各适量。先将海带和薏米煮烂，铁锅注油，将鸡蛋炒熟，将海带、薏米连汤倒入，加适量盐、胡椒粉，煮片刻即可。此品经常食用有减肥功效，并可用于冠心病、高血压、风湿性心脏病等的辅助食疗。

海带虾仁炒鸡蛋

🥣 材料

海带85克，虾仁75克，鸡蛋3个，盐3克，鸡粉4克，料酒12毫升，水淀粉、芝麻油、食用油各适量

😋 做法

1. 将海带切成小块；虾仁背部切开，去除虾线，装碗，放入料酒、盐、鸡粉、水淀粉、芝麻油，腌制10分钟。

2. 将鸡蛋打散，倒入热油锅中炒至凝固，盛出；锅中注水烧开，倒入海带，煮半分钟捞出，沥水备用。

3. 用油起锅，按顺序倒入虾仁、海带、鸡蛋翻炒即可。

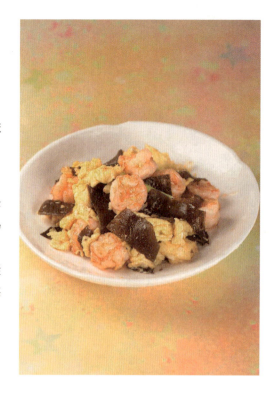

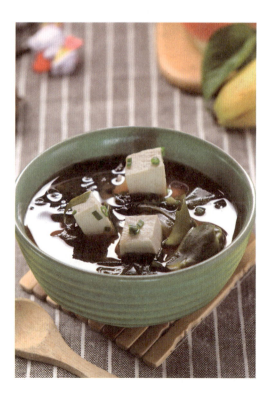

豆腐海带汤

🥣 材料

豆腐170克，水发海带120克，姜丝、葱花各适量，盐3克，胡椒粉2克，鸡粉3克

😋 做法

1. 将洗净的豆腐切开，改切条形，再切成小方块；将水发海带切成段，打成结。

2. 锅中注入适量清水烧开，撒上姜丝，倒入豆腐块，再放入海带结，拌匀，用大火煮约5分钟至食材熟透。

3. 加入盐、鸡粉，撒上胡椒粉，拌匀，略煮一会儿至汤汁入味。

4. 将煮好的海带汤盛入碗中，撒上葱花即可。

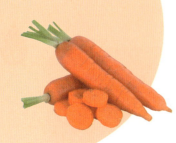

胡萝卜

胡萝卜富含蛋白质、脂肪、糖类、胡萝卜素、B族维生素、维生素C等。它能够降低血脂，促进肾上腺素的合成，还有降压、强心的作用，是高血压、冠心病患者的食疗佳品。

• 性味归经

性平，味甘、辛；归肝、肺、脾经。

• 食疗作用

胡萝卜不仅具有降脂、降压、强心作用，胡萝卜中含有的大量胡萝卜素进入人体后，在肝脏及小肠黏膜内经过酶的作用变成维生素A，还有补肝明目的作用，可治疗夜盲症。胡萝卜素还有造血功能，可以改善贫血。胡萝卜中的维生素A是骨骼正常发育的必需物质。胡萝卜还含有植物纤维，能增加胃肠蠕动，促进新陈代谢，通便润肠。

• 选购保存

胡萝卜要选根粗大、心细小，质地脆嫩、外形完整的。另外，表面光泽、感觉沉重的为佳。将胡萝卜加热，放凉后用容器保存，冷藏可保鲜5天，冷冻可保鲜2个月左右。

• 护心指南

❶ 用于合并高血压的冠心病患者：胡萝卜、粳米各适量，煮粥食用。本粥味甜，易变质，需现煮现吃，不宜多煮久放。此粥具有健脾和胃、下气化滞、明目、降压利尿的功效，适用于高血压以及消化不良等症。

❷ 用于头涨眩晕的冠心病患者：胡萝卜120克，海蜇皮60克，粳米60克，盐3克。海蜇皮浸软，与其余食材熬粥食用。此品具有清热、润燥、化痰的功效，适用于高血压病、冠心病属痰热者，症见头涨眩晕、胸闷心烦、口干咽燥、大便干结者食用。

胡萝卜炒马蹄

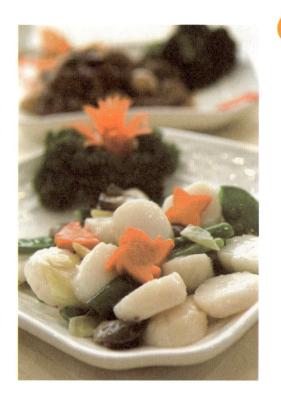

🍅 材料

去皮胡萝卜80克，去皮马蹄150克，葱段、蒜末、姜片各适量，蚝油5毫升，盐适量、水淀粉、食用油各适量

🍚 做法

1. 将去皮马蹄切成小块。
2. 将去皮胡萝卜切成条，再切成小块，雕成花。
3. 锅中注水烧开，加入盐，倒入胡萝卜、马蹄，略煮至断生后捞出待用。
4. 用油起锅，倒入姜片、蒜末、葱段爆香，倒入胡萝卜、马蹄，拌炒匀。
5. 加入蚝油、盐、水淀粉，炒匀即可。

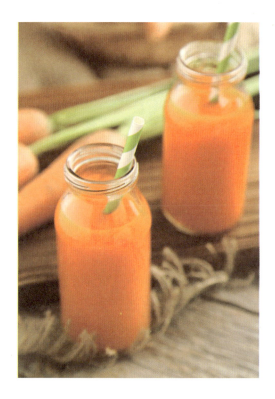

胡萝卜蜂蜜雪梨汁

🍅 材料

胡萝卜30 克，雪梨20克，蜂蜜适量

🍚 做法

1. 将胡萝卜洗净，去皮，切成段。
2. 将雪梨洗净，去皮去核，切成片。
3. 将材料放入榨汁机中榨成汁。
4. 将果汁倒入杯中，淋入蜂蜜，搅拌均匀即可饮用。

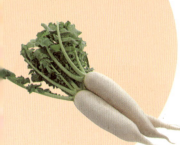

白萝卜

白萝卜含蛋白质、糖类、B族维生素和维生素C，以及铁、钙、磷、膳食纤维、芥子油和淀粉酶等营养物质，且含水量较高，热量较低。常吃白萝卜可降低血脂、软化血管、稳定血压，还可预防冠心病、动脉硬化、胆石症等疾病。

调理关键词

补脾益胃、生津止渴、
通利大便

● 性味归经

性凉，味甘、辛；入肺、胃、脾、大肠经。

● 食疗作用

民间有"冬吃萝卜夏吃姜，一年四季保安康"的说法。白萝卜含丰富的维生素C和微量元素锌，有助于提高人体免疫力；所含的芥子油能促进胃肠蠕动，增加食欲，帮助消化；所含的淀粉酶能帮助吸收营养物质；所含的木质素，能提高巨噬细胞的活力。

● 选购保存

白萝卜以个体大小均匀、表面光滑的为优。白萝卜最好能带泥保存，如果室内温度不太高，可放在阴凉通风处。

● 护心指南

❶ 用于冠心病属脾虚者：玉米(鲜)30克，粳米60克，刺梨15克，熬粥食用。此品具有补中健脾、开胃消食的作用，适于冠心病、高血压病、高脂血症属脾虚者，胃热泛酸者不宜食用本品。

❷ 用于冠心病胸闷心悸者：雪梨1个，玉米粒50克，枸杞子30粒，冰糖适量。雪梨煮沸15分钟后，加入玉米粒、冰糖，煮10分钟，最后加入枸杞子，煮沸即可。此品具有益肺宁心的功效，有助于改善冠心病患者胸闷心悸、心烦失眠等症状。

白萝卜肉丝汤

材料

白萝卜150克，瘦肉90克，姜丝、葱花、盐、鸡粉、水淀粉、食用油各适量

做法

1. 将洗净去皮的白萝卜切成丝。
2. 将瘦肉切成丝，装碗，加入盐、鸡粉、水淀粉、食用油，腌制入味。
3. 用油起锅，放入姜丝，爆香，放入切好的白萝卜丝，翻炒均匀。
4. 倒入适量清水，加入盐、鸡粉，拌匀调味，煮沸后用中火煮2分钟至熟。
5. 放入肉丝，煮至食材熟透，把汤料盛出，撒入葱花即可。

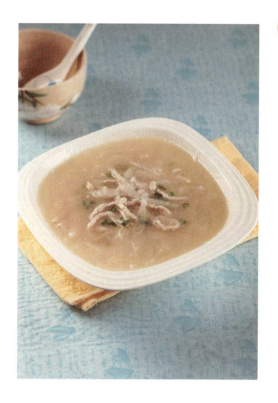

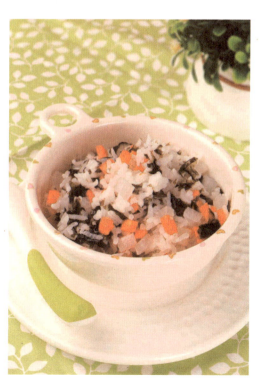

紫菜白萝卜饭

材料

去皮白萝卜60克，去皮胡萝卜55克，水发大米95克，紫菜碎15克

做法

1. 将去皮白萝卜切成丁；将去皮胡萝卜切成丁，待用。
2. 砂锅中注入适量清水烧开，倒入水发大米，搅匀，放入白萝卜丁和胡萝卜丁，搅拌均匀，用大火煮开后转小火煮45分钟至食材熟软。
3. 倒入紫菜碎，搅匀，焖5分钟至紫菜味香浓，关火后将煮好的紫菜萝卜饭装碗即可。

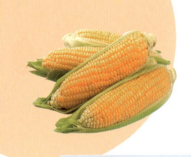

玉米

玉米中丰富的纤维素，不仅可以促进肠道蠕动，防止便秘，还可以促进胆固醇的代谢，加速肠内毒素的排出。玉米胚中的不饱和脂肪酸，可清除血液中多余的胆固醇，防治动脉硬化。

> **调理关键词**
>
> 养胃生津、除烦解渴、
> 利尿通便、清热解毒

● 性味归经

性平，味甘；归脾、肺经。

● 食疗作用

玉米具有开胃、利胆、通便、利尿、软化血管的功效，适用于高血压、高脂血症、动脉硬化、老年人习惯性便秘、慢性胆囊炎、小便晦气等疾患的食疗保健。玉米还能促进人体新陈代谢，调整神经系统功能，使皮肤细嫩光滑，抑制和延缓皱纹的产生，对痘痘肌肤有改善作用，是爱美人士的美容佳品。

● 选购保存

玉米以整齐、饱满、色泽金黄、表面光亮者为佳。新鲜的玉米需将外皮及毛须去除，洗净后擦干，用保鲜膜包起来放入冰箱中冷藏。

● 护心指南

❶ 用于防治动脉粥样硬化：将玉米洗净煮熟滤干，放入陶瓷罐内，倒入食醋，浸泡24小时后取出，放在阴处晾干。每日早晚各嚼服20～30粒。此方有助于降血压、防治动脉粥样硬化等心血管疾病。

❷ 用于合并便秘的冠心病患者：取100克玉米楂，凉水浸泡3小时，放进锅中，加适量水，慢火炖烂，再加入适量的白薯块，共同煮汤。

玉米拌青豆

材料

玉米粒100克，青豆100克，红椒20克，橄榄油适量，盐3克，醋5毫升，白糖3克

做法

1. 将红椒切成块。
2. 锅中注入适量清水，倒入青豆、玉米粒、红椒煮至断生后捞出。
3. 取一小碟，加入橄榄油、盐、醋和白糖，拌匀，调成料汁。
4. 将料汁浇在食材上，拌匀即可。

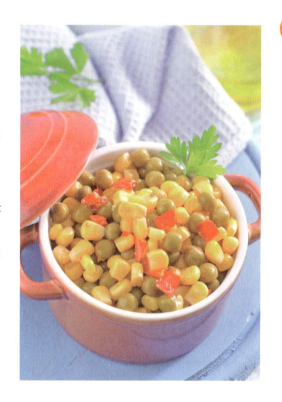

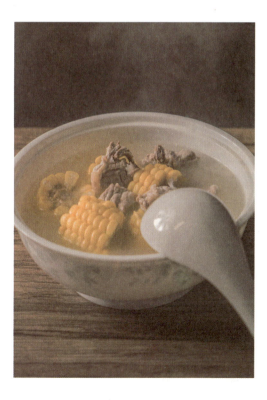

玉米骨头汤

材料

玉米100克，猪大骨400克，姜片适量，盐3克，鸡粉、胡椒粉各适量

做法

1. 将玉米切成段。
2. 锅中注水烧开，倒入洗净的猪大骨，汆煮去除血水和杂质，捞出，沥干水分，待用。
3. 砂锅中注水烧开，倒入猪大骨、姜片、玉米搅拌匀。
4. 盖上锅盖，大火煮开后转小火炖1小时。
5. 掀开盖，加入盐、鸡粉、胡椒粉，搅匀调味即可。

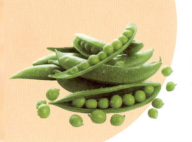

豌豆

豌豆营养丰富，含有蛋白质、脂肪、粗纤维、胡萝卜素、维生素B_1、维生素B_2、钙、磷、钠、铁等。豌豆中所含的胆碱、蛋氨酸有助于防止动脉硬化，新鲜豌豆的维生素C含量在所有鲜豆中名列前茅。糖尿病、高血压、冠心病患者以及老年人、儿童食用豌豆都有好处。

调理关键词
益气和中、利小便、解疮毒、通乳消胀

● 性味归经

味甘，性平；归脾、胃经。

● 食疗作用

豌豆富含人体所需的各种营养物质，尤其富含优质蛋白质，可以提高人体的抗病能力和康复能力。豌豆富含粗纤维，能促进大肠蠕动，保持大便通畅，起到清洁大肠的作用。豌豆还含有丰富的胡萝卜素，可在体内转化为维生素A，具有润泽皮肤的作用；所含的维生素C，能使皮肤柔腻润泽，并能抑制黑色素的形成，是美容保健的佳品。

● 选购保存

购买豌豆时宜选鲜嫩、无病虫害、无损伤的，荚果正圆形表示已经过老，筋（背线）凹陷也表示过老。买的生的青豌豆不要沾水，直接放入冰箱冷藏；如果是剥出来的豌豆粒就可以放入冰箱冷冻，最好在一个月内吃完。

● 护心指南

用于心阴不足型冠心病患者：水发腐竹小段150克，豌豆50克，大枣15枚，粳米50克。砂锅注水，放入豌豆，煨煮至豌豆熟烂，加入粳米、大枣继续煨煮成稠粥，加入水发腐竹小段，用小火煨煮至水沸即可。此汤具有和中下气、滋阴降压的作用，适用于高血压、冠心病患者。

豌豆小米豆浆

🥟 材料

小米40克，豌豆50克

🍵 做法

1. 将豌豆倒入碗中，再放入小米，加入适量清水，用手搓洗干净。
2. 将洗好的材料倒入滤网，沥干水分。
3. 把沥干的材料倒入豆浆机中，注入适量清水，至水位线即可，打成豆浆。
4. 将打好的豆浆倒入滤网，滤取豆浆即可。

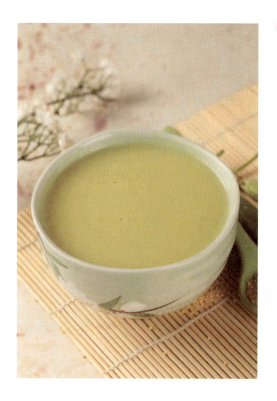

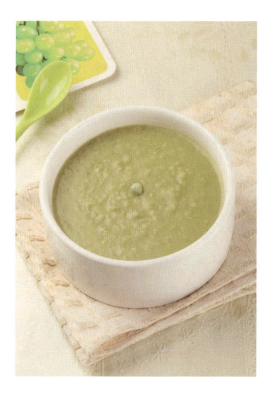

豌豆糊

🥟 材料

豌豆120克，鸡汤200毫升，盐少许

🍵 做法

1. 汤锅中注入适量清水，倒入洗好的豌豆，盖上锅盖，烧开后用小火煮15分钟至熟，捞出沥水，装碗备用。
2. 取榨汁机，倒入豌豆，倒入100毫升鸡汤，盖上盖，榨取豌豆鸡汤汁，倒入碗中待用，把剩余的鸡汤倒入汤锅中，加入豌豆鸡汤汁，用锅勺搅散，用小火煮沸，加入少许盐，快速搅匀调味，将煮好的豌豆糊装碗即可。

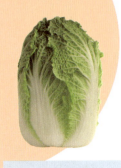

白菜

白菜含多种维生素、无机盐、纤维素及一定量的糖类、蛋白质、脂肪等营养成分，有"百菜之王"的美誉，它钾、钠含量少，不会使人体保存多余的水分，可减轻心脏负担，有降低血压、降低胆固醇、预防心血管疾病的功效。

调理关键词

解热除烦、养胃生津、润肠通便

● 性味归经

性平，味甘；归肠、胃经。

● 食疗作用

白菜具有通利肠胃、清热解毒、止咳化痰、利尿养胃的功效，是营养极为丰富的蔬菜。白菜所含的丰富的粗纤维能促进肠壁蠕动，稀释肠道毒素，常食可增强人体抗病能力，对伤口难愈、牙齿出血有防治作用，而且有助于荨麻疹的消退。白菜含有丰富的维生素C，可以起到很好的护肤养颜效果。

● 选购保存

挑选叶片包得紧实、新鲜、无虫害的白菜为宜。冬天可用无毒塑料袋保存，如果温度在0℃以上，可在白菜叶上套上塑料袋，口不用扎，根朝下立在地上即可。

● 护心指南

❶ 用于皮肤色素沉着的冠心病患者：将白菜洗净，切碎待用。将豆腐洗净，切成块，放进锅中，加适量水，煮熟后倒入白菜和食用油，煮熟，加盐调味即可。

❷ 用于心烦口渴的冠心病患者：将适量白菜洗净，切成段，放进沸水中焯熟，沥干，装盘，将水淀粉、盐、鸡汁倒入锅中，煮至滚烫后，浇在白菜上即可。

虾丸白菜汤

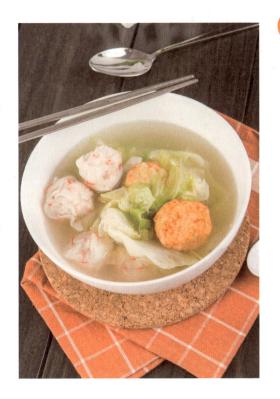

🦐 材料

白菜70克，虾丸80克，鸡肉丸1个，盐2克，鸡粉3克

🍲 做法

1. 将白菜洗净，切断。
2. 热锅注水，倒入虾丸煮至熟软。
3. 倒入白菜、鸡肉丸，加入盐、鸡粉拌匀调味。
4. 煮至沸腾后，将食材盛入碗中即可。

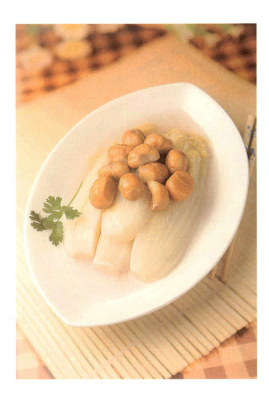

板栗煨白菜

🦐 材料

白菜400克，板栗肉80克，高汤180毫升，盐、鸡粉各少许

🍲 做法

1. 将洗净的白菜切开，再改切瓣，备用。
2. 锅中注水烧热，倒入备好的高汤，放入洗净的板栗肉，拌匀，用大火略煮。
3. 待汤汁沸腾，放入切好的白菜，加入少许盐、鸡粉，拌匀调味。
4. 用大火烧开后转小火焖15分钟至食材熟透，盛出摆盘即可。

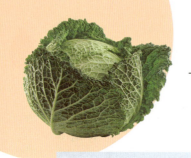

甘蓝

甘蓝富含维生素C及叶酸，有利于控制血压，并使毛细血管扩张，血黏度降低，微循环改善，能软化和保护血管，有降低血脂和胆固醇的作用，可预防动脉粥样硬化及其他心脑血管疾病。

调理关键词

缓急止痛、养胃益脾

性味归经

性平，味甘；归脾、胃经。

食疗作用

新鲜的甘蓝中含有植物杀菌素，有抑菌消炎的作用，对咽喉疼痛、外伤肿痛、蚊叮虫咬、胃痛、牙痛有一定的作用。多吃甘蓝，还可增进食欲，促进消化，预防便秘。甘蓝还能加速胃溃疡创面愈合，是胃溃疡患者的养胃食品。甘蓝含有的热量很低，但是维生素、膳食纤维和微量元素的含量却很高，是一种很好的减肥食物。

选购保存

甘蓝宜选购结球紧实、修整良好，无老帮、无焦边、无侧芽萌发、无病虫害损伤的。甘蓝宜放入冰箱冷藏。

护心指南

❶ 用于食欲不振的冠心病患者：将250克甘蓝洗净，切成条状；200克番茄洗净，在开水中稍烫后，去皮切块；甘蓝在炒锅中炒至七成熟时，加入番茄，加盐和味精，炒熟即可。

❷ 用于骨质疏松的老年冠心病患者：将200克甘蓝洗净，切成条状，放进沸水中焯熟，沥干后装盘，加入芝麻油、盐、黑芝麻拌食。

甘蓝甜椒粥

🥣 材料

水发大米65克，黄彩椒、红彩椒各50克，甘蓝30克

🍲 做法

1. 将洗净的甘蓝切碎；红彩椒、黄彩椒切成丁。
2. 砂锅中注水，放入甘蓝，倒入水发大米，炒约2分钟至食材转色，注水搅匀，加盖，用大火煮开后转小火煮30分钟至食材熟软。
3. 揭盖，倒入切成丁的红、黄彩椒，搅匀，加盖，煮约5分钟至彩椒熟软即可。

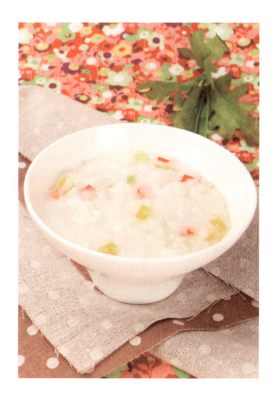

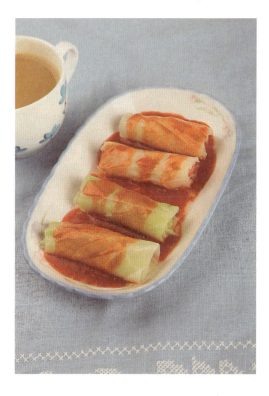

猪肉甘蓝卷

🥣 材料

肉末60克，甘蓝70克，番茄75克，洋葱50克，蛋清40克，姜末少许，盐2克，水淀粉适量，生粉、番茄酱各少许

🍲 做法

1. 将甘蓝放入沸水锅中烫至软，捞出。
2. 将洗好的番茄，去皮切碎；将洗净的洋葱切成丁；将放凉的甘蓝修整齐。
3. 取碗，放入番茄、肉末、洋葱，撒上姜末，加盐、水淀粉，拌匀制成馅料，蛋清中加入少许生粉，拌匀。
4. 取甘蓝，放入适量馅料，卷成四个卷，用蛋清封口，装盘，上蒸锅蒸熟后挤上少许番茄酱。

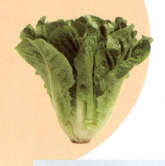

生菜

生菜因其茎叶中含有莴苣素，具有镇痛催眠、降低胆固醇、辅助治疗神经衰弱等功效；生菜中的甘露醇等有效成分，有利尿和促进血液循环的作用，适宜高胆固醇、高血压、冠心病患者食用。

调理关键词
清肝利胆、养胃、
清热安神

● 性味归经

性凉，味甘；归心、肝、胃经。

● 食疗作用

生菜具有清热安神、清肝利胆、养胃的功效。生菜富含膳食纤维、莴苣素和矿物质，尤以维生素A、维生素C、钙、磷的含量较高，适宜患有胃病、维生素C缺乏症、肥胖症、高胆固醇、神经衰弱、肝胆病等患者食用，可利于女性保持苗条的身材。

● 选购保存

生菜以菜叶颜色青绿、茎部呈干净白色、无虫蛀的为佳。储存时，将生菜的菜心摘除，然后用湿润的纸巾塞入菜心处让生菜吸收水分，等到纸巾较干时将其取出，再将生菜装入保鲜袋后放入冰箱冷藏。

● 护心指南

❶ 用于合并肝胆疾病的冠心病患者：生菜适量，洋葱1个，番茄1个，青椒、黄椒各适量。所有材料放进锅中，焯水，沥干，加调料拌食即可。本品具有清热安神、清肝利胆、养胃的功效，适用于肥胖、高脂血症、肝胆病患者食用。

❷ 适用于合并痛风的冠心病患者：将适量生菜洗净，切成小段。油锅置于火上，加上食用油，烧热，放入生菜，炒熟，加盐调味即可。本方具有降低胆固醇、辅助治疗神经衰弱、利尿、促进血液循环的功效。

黄瓜生菜沙拉

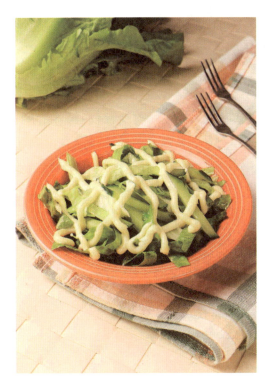

材料

黄瓜85克，生菜120克，盐1克，沙拉酱、橄榄油各适量

做法

1. 将洗好的生菜切成丝；将洗净的黄瓜切成丝，待用。
2. 将黄瓜丝、生菜丝装入碗中，放入盐、橄榄油，搅拌片刻。
3. 将拌好的沙拉装入盘中，挤上适量沙拉酱即可。

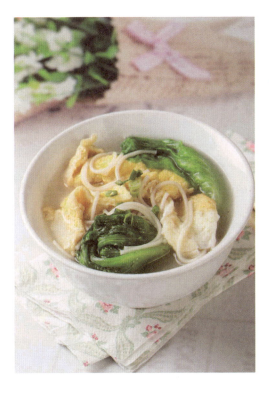

生菜鸡蛋面

材料

面条120克，鸡蛋1个，生菜65克，葱花少许，盐、鸡粉各2克，食用油适量

做法

1. 将鸡蛋打入碗中，打散，制成蛋液。
2. 用油起锅，倒入蛋液，炒至呈蛋皮状，盛入碗中，待用。
3. 锅中注水烧开，放入面条拌匀，加入盐、鸡粉，拌匀，盖上盖，用中火煮2分钟，揭盖，加入少许食用油。
4. 放入蛋皮、洗好的生菜，煮至变软，关火后盛出煮好的面条，装入碗中，撒上葱花即可。

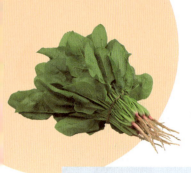

菠菜

菠菜含有丰富的维生素A、维生素C及矿物质。常食菠菜，具有通便清热、理气补血、防病抗衰老等功效，它对贫血、糖尿病、肺结核、高血压等起辅助治疗作用，可降低冠心病患者中风的风险。

调理关键词

润燥滑肠、清热除烦

● 性味归经

性凉，味甘；归大肠、胃经。

● 食疗作用

菠菜营养丰富，能促进生长发育、增强抗病能力、延缓衰老，适宜糖尿病患者、高血压患者、便秘者、贫血者、维生素C缺乏症患者、皮肤粗糙者、过敏者食用。菠菜还可促进肠道蠕动，利于排便，对于痔疮、慢性胰腺炎、便秘、肛裂等病症有食疗作用，能供给人体多种营养物质；其所含铁元素，对缺铁性贫血有较好的辅助治疗作用。

● 选购保存

购买时挑选叶色较青、新鲜、无虫害的菠菜为宜。买回家的菠菜先在室温下静置1天，然后用厨房纸包裹好，装入保鲜袋中，根部朝下放入冰箱冷藏。

● 护心指南

❶ 用于血脂高的冠心病患者：蘑菇150克，瘦猪肉50克，菠菜300克，姜丝5克，葱丝5克，蒜片5克，调料适量，炖汤食用。此汤具有补气养心、降血压、降血脂的功效，适用于高脂血症、冠心病患者。

❷ 用于合并高血压的冠心病患者：粉丝100克，菠菜200克，盐2克，胡椒粉1克，米醋5毫升，姜末5克。粉丝提前泡发，与其他食物煮汤食用。本品具有养血补心、安神健脑的功效，适合于高血压、冠心病患者。

花仁菠菜

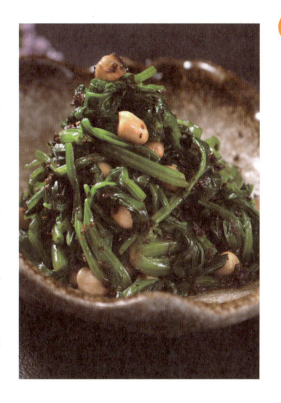

材料

菠菜270克，花生仁30克，外婆菜少许，鸡粉2克，盐3克，食用油20毫升

做法

1. 将洗净的菠菜切成三段。
2. 冷锅中倒入适量食用油，放入花生仁，用小火翻炒至香味飘出。
3. 关火后盛出炒好的花生仁，装碟待用。
4. 锅留底油，倒入外婆菜炒匀，再倒入切好的菠菜，用大火翻炒2分钟至熟。
5. 加入盐、鸡粉，炒匀。
6. 关火后盛出炒好的菠菜，撒上花生仁即可。

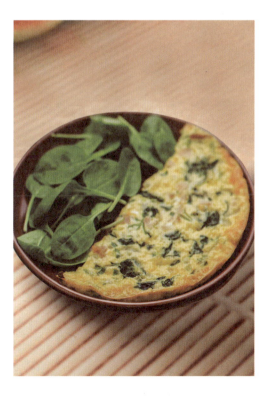

菠菜蛋饼

材料

菠菜90克，鸡蛋2个，面粉90克，葱花适量，盐2克，鸡粉2克，食用油适量

做法

1. 将菠菜洗净切成粒；将鸡蛋打散，待用。
2. 锅中注水烧开，加入1克盐、食用油，倒入菠菜，煮至断生。
3. 将菠菜倒入蛋液中，加入葱花，加入1克盐、鸡粉、面粉，用筷子调匀。
4. 煎锅中倒入适量食用油烧热，倒入混合好的蛋液，摊成饼状。
5. 用小火煎至蛋饼成型，将蛋饼翻面，煎至两面金黄色即可。

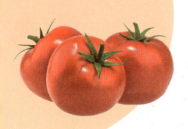

番茄

番茄是番茄红素最丰富的食物来源。番茄红素有着很强的抗氧化作用，可以防止自由基造成的退化效应，防止血液中脂质过氧化连锁反应的发生，避免大分子的脂质聚合物沉积在血管壁而出现血管硬化和阻塞，从而有效地预防和缓解心血管疾病。

调理关键词
清热解毒、养阴凉血、
生津止渴

● 性味归经

性凉，味甘、酸；归肺、肝、胃经。

● 食疗作用

番茄具有止血、降压、利尿、健胃消食、生津止渴、清热解毒、凉血平肝的功效，能预防口疮，还有美容功效。番茄适合发热、口渴、食欲不振、习惯性牙龈出血、贫血、头晕、心悸、高血压、急慢性肝炎、急慢性肾炎、夜盲症和近视患者食用。但请注意，脾胃虚寒、急性肠炎、细菌性痢疾及溃疡期的病人不宜食用。

● 选购保存

番茄以个大、饱满、色红成熟、紧实者为佳。常温下置通风处能保存3天左右，放入冰箱冷藏可保存5~7天。

● 护心指南

❶ 用于冠心病的营养饮品：番茄200克，芹菜50克，柠檬汁20毫升，一同榨汁，加柠檬汁调味即可。本品含丰富的维生素A及维生素C，适宜冠心病患者食用。

❷ 用于心悸失眠的冠心病患者：牛肉300克，番茄1个，盐5克，酱油5毫升，淀粉5克。牛肉腌制后和番茄翻炒熟即可。本品可调理气血亏虚、失眠、心悸等症。

番茄炒蛋

材料

番茄150克，鸡蛋若干，葱花适量，盐3克，白糖10克，番茄酱、食用油各适量

做法

1. 将番茄洗净切成块；将鸡蛋打散。
2. 锅内注油烧热，将打散的鸡蛋倒入锅里，煎熟，夹碎，盛出。
3. 将番茄倒进锅里煸炒，炒至八成熟时，再加入番茄酱、白糖、盐，继续煸炒。
4. 关火，将炒好的番茄炒蛋盛出，装入干净的盘子里，撒上葱花即可。

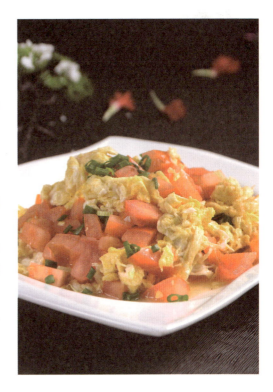

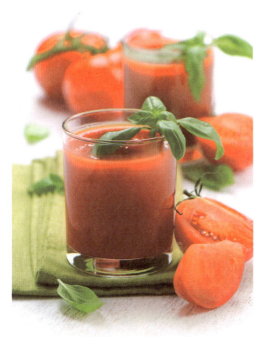

番茄芹菜莴笋汁

材料

番茄30克，芹菜20克，莴笋30克

做法

1. 将番茄洗净，在沸水锅中烫煮一会儿，去皮，切块备用。
2. 将芹菜洗净切成段；将莴笋去皮泡水后切成块。
3. 将材料一同放入榨汁机，加入少许凉开水榨成汁即可。

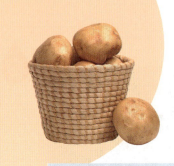

土豆

土豆含有丰富的维生素B_1、维生素B_2、维生素B_6等B族维生素及大量的优质纤维素，还含有多种微量元素、氨基酸、蛋白质、脂肪和优质淀粉等营养元素。其含有的钾能调节心脑血管的正常收缩功能，维持神经肌肉正常的兴奋性，具有抗动脉硬化、防止心脑血管疾病的功效。

调理关键词

健胃和中、解毒消肿

● 性味归经

性平，味甘；归胃、大肠经。

● 食疗作用

土豆是重要的粮食，其营养丰富，有"地下苹果"之称，具有健脾和胃、益气调中、缓急止痛、通利大便的作用，适合于脾胃虚弱、消化不良、肠胃不和、脘腹作痛、大便不畅的患者。此外，土豆还具有延缓衰老的功能，能提高免疫力，还有美容功效。

● 选购保存

购买时应选择结实、没有出芽、颜色单一的土豆。土豆可以与苹果放在一起贮存，因为苹果产生的乙烯会抑制土豆芽眼处的细胞产生生长素。

● 护心指南

❶ 用于合并肠道疾病的冠心病患者：葱丝30克，土豆300克，调料适量。土豆切丝洗净沥干，油锅内葱丝爆炒后捞出丢弃，加土豆炒至变色，加调料炒匀即可。此品具有健脾益气、清热解毒、消肿止痛的功效，适用于肠道疾病、冠心病患者。

❷ 用于肥胖的冠心病患者：锅中放适量清水，将洗净的土豆放入锅中煮至完全熟透，捞起放入盘中即可。此品具有消脂减肥的作用，适用于肥胖的冠心病患者。

土豆沙拉

材料

去皮土豆300克，小银鱼罐头1罐，沙拉酱30克，葱花适量

做法

1. 将去皮土豆切成块，待用。
2. 锅内注入适量清水烧开，倒入土豆块煮至断生。
3. 将土豆捞出，待用。
4. 备好一个碗，倒入土豆块，倒入小银鱼，倒入沙拉酱、葱花充分拌匀。
5. 将拌匀的土豆沙拉盛入盘中即可。

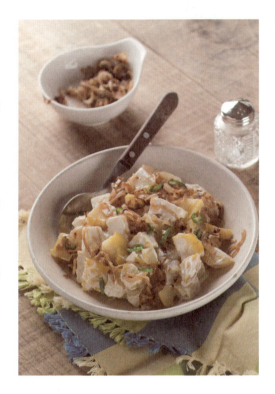

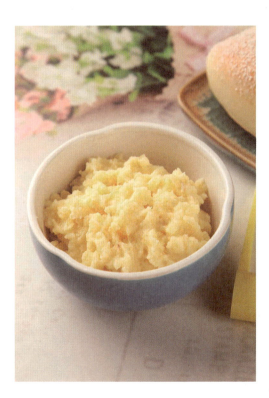

奶香土豆泥

材料

土豆250克，配方奶粉15克

做法

1. 将适量开水倒入配方奶粉中，搅拌均匀，待用。
2. 将洗净去皮的土豆切成片，待用。
3. 蒸锅上火烧开，放入土豆。
4. 盖上锅盖，用大火蒸30分钟至其熟软。
5. 关火后揭开锅盖，将土豆取出，放凉待用。
6. 用刀侧面将土豆压成泥，放入碗中，再将调好的配方奶倒入土豆泥中，搅拌均匀即可。

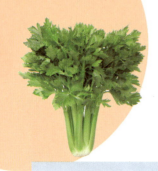

芹菜

芹菜含有丰富的维生素A、维生素B$_1$、维生素B$_2$、维生素C和芦丁，钙、铁、磷等矿物质含量也非常丰富，还含有蛋白质、甘露醇和食物纤维等营养成分。芹菜中还含有芹菜苷、佛手苷内酯和挥发油，能降血压、降血脂，防治动脉粥样硬化。

调理关键词
清热除烦、平肝、
利水消肿、清热止血

● 性味归经

性凉，味甘、辛、微苦；归肺、胃、肝经。

● 食疗作用

芹菜具有清热除烦、平肝、利水消肿、清热止血的作用，对高血压、头痛、头晕、暴热烦渴、黄疸、水肿、小便热涩不利、女性月经不调和赤白带下等病症有食疗作用。但请注意，脾胃虚寒者、肠滑不固者不宜食用。

● 选购保存

购买芹菜宜选色泽鲜绿、叶柄厚、茎部稍呈圆形、内侧微向内凹的。买回的芹菜用保鲜膜将叶柄及叶包严，根部朝下，竖直放入水中，水没过根部5厘米，可保持芹菜一周内不老不蔫。

● 护心指南

❶ 用于软化血管：土豆200克，芹菜30克，配料适量。用油热锅，蒜末爆香，加入土豆翻炒，淋上生抽和香辣酱，翻炒至半熟，加入芹菜，翻炒至熟即可。此品具有安神补血、软化血管的作用。

❷ 适用于血压、血脂高的冠心病患者：香干4块，芹菜100克，油、盐、白糖各适量。先炒芹菜，盛出后炒香干，待香干八成熟时加入芹菜和调料翻炒至熟即可。此菜具有软化血管、降血压、降血脂的功效，适宜高血压、高脂血症、冠心病患者食用。

芹菜苹果汁

材料
苹果100克，芹菜90克，白糖7克，矿泉水适量

做法
1. 将洗净的芹菜切成粒状；将洗净的苹果切开，去除果核，改切成小瓣，再把果肉切成小块。
2. 取榨汁机，选择搅拌刀座组合，倒入切好的食材，注入矿泉水，盖上盖，通电后选择"榨汁"功能，榨取蔬果汁。
3. 揭开盖，加入白糖，盖好盖，再次选择"榨汁"功能，搅拌至糖分溶化，断电后倒出榨好的蔬果汁即可。

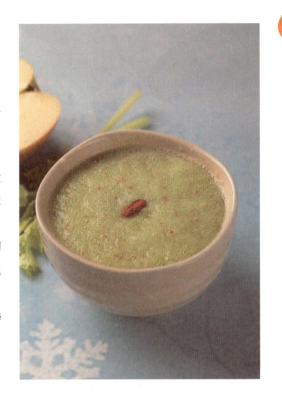

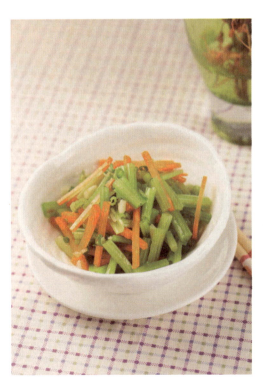

凉拌嫩芹菜

材料
芹菜80克，胡萝卜30克，蒜末、葱花各少许，盐适量，鸡粉少许，芝麻油5毫升，食用油适量

做法
1. 将洗好的芹菜切成小段；将去皮洗净的胡萝卜切成片，再切成细丝。
2. 锅中注水烧开，放入食用油、盐，再下入胡萝卜丝、芹菜段，煮1分钟至全部食材断生，捞出，沥干，待用。
3. 将沥干水的食材放入碗中，加入盐、鸡粉，撒上备好的蒜末、葱花，再淋入芝麻油，拌至食材入味即可。

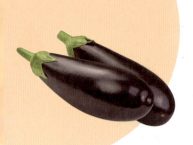

茄子

茄子含丰富的芦丁，这种物质能增强毛细血管的弹性，降低毛细血管的脆性及渗透性，防止毛细血管破裂出血，使毛细血管保持正常的功能；它还含有较多的皂苷，能降低胆固醇，对预防动脉硬化、高血压、冠心病很有帮助。

● 性味归经

性凉，味甘；归脾、胃、大肠经。

● 食疗作用

中医认为茄子具有活血化瘀、清热消肿、宽肠之效，适用于肠风下血、热毒疮痈、皮肤溃疡等，是心血管疾病患者的食疗佳品。茄子含有丰富的维生素E，对维生素E缺乏型不孕症、习惯性流产患者具有食疗作用。

● 选购保存

茄子以均匀周正、无裂口、无腐烂、无斑点、皮薄、肉厚、细嫩的为佳。茄子的表皮覆盖着一层蜡质，具有保护作用，一旦蜡质层被冲刷掉，就容易受微生物侵害而腐烂变质。买回的茄子用保鲜膜包裹好，放入干燥的纸箱中，置于阴凉通风处保存。

● 护心指南

❶ 用于合并糖尿病的冠心病患者：茄子150克，土豆200克，甜椒20克，葱花少许，高汤、调料各适量。锅中注油烧热后放入葱花炒出香味，放入土豆、茄子翻炒，加盐，放高汤用大火煮30分钟，煮软后压成泥加调料即食。本品适用于便秘、糖尿病、冠心病、便血等患者。

❷ 用于肺虚久咳的冠心病患者：茄子60～120克，加水煎煮，去渣取汁，加蜂蜜30毫升，混匀，每日分2次服用。用于冠心病患者燥热咳嗽或肺虚久咳、痰少或无痰。

茄子炒豇豆

🍅 材料

茄子150克，豇豆100克，红椒丝少许，蒜片若干，盐2克，鸡粉2克，食用油适量

🍚 做法

1. 将洗净的茄子切成条；将洗净的豇豆切成约4厘米的段。
2. 炒锅注油，烧至五成热，倒入茄子，炸片刻至熟透，捞出备用。
3. 放入豇豆，用锅铲不停地翻动，炸至微黄色，捞出备用。
4. 热锅留油，放入蒜片、红椒丝爆香，倒入茄子、豇豆，翻炒，加入盐、鸡粉，炒匀，盛出放入电烤箱烤5分钟即可。

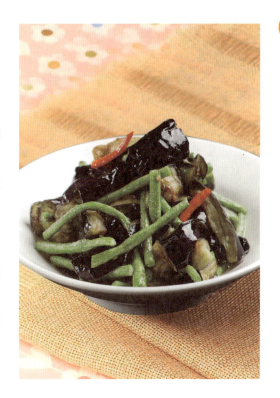

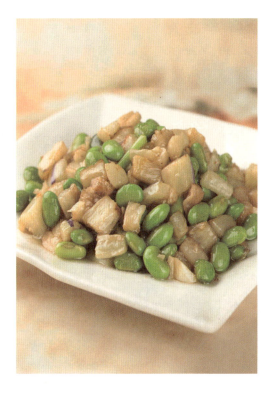

青豆烧茄子

🍅 材料

青豆200克，茄子丁200克，蒜末、葱段各少许，盐3克，鸡粉、生抽、水淀粉、食用油各适量

🍚 做法

1. 锅中注水烧开，倒入青豆，煮1分钟，捞出。
2. 热锅注油，烧至五成热，倒入茄子丁，拌匀，炸半分钟，至其色泽微黄，捞出，沥干油，待用。
3. 锅底留油，放入蒜末、葱段，爆香，倒入青豆、茄子丁，炒匀，加入盐、鸡粉、生抽、水淀粉，炒匀即可。

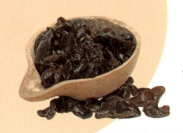

黑木耳

黑木耳含有维生素K_1和丰富的钙、镁等矿物质以及腺苷类物质，能抑制血小板凝结，减少血液凝块，预防血栓的发生，有防治动脉粥样硬化和冠心病的作用。黑木耳还含有大量的多糖和卵磷脂，能清除血管中多余的脂肪，防止脂肪在血管壁沉积，从而起到预防动脉粥样硬化的作用。

调理关键词
补血活血、通便排毒、延缓衰老

● 性味归经

性平，味甘；归胃、大肠经。

● 食疗作用

黑木耳具有补气血、滋阴、补肾、活血、通便的功效，对便秘、痔疮、胆结石、肾结石、膀胱结石、贫血及心脑血管疾病等有食疗作用。黑木耳含维生素K_1和丰富的钙、镁等矿物质，能防治动脉粥样硬化和冠心病。黑木耳较难消化，并有一定的滑肠作用，故脾虚消化不良或大便稀烂者慎食。

● 选购保存

优质黑木耳乌黑光润，其背面略呈灰白色，体质轻松，身干肉厚，朵形整齐，表面有光泽，耳瓣舒展，朵片有弹性，嗅之有清香之气。有霉味或其他异味的说明是劣质黑木耳。黑木耳放入塑料袋装好，封严，常温或冷藏保存均可。

● 护心指南

❶ 用于贫血的冠心病患者：黑木耳30克，大枣10枚，红糖适量。先将黑木耳洗净泡发，然后将大枣提前用冷水浸泡约10分钟洗净，剔除枣核。锅内放入清水，加入所有食材，大火煮开，加红糖调服。此品具有补血活血的功效。

❷ 用于痔疮出血的冠心病患者：黑木耳30克，先浸泡一会儿，洗净，加水用小火煮烂后，加白糖适量服用。此品可滋阴、通便，改善患者便血、痔疮出血等症状。

西葫芦炒黑木耳

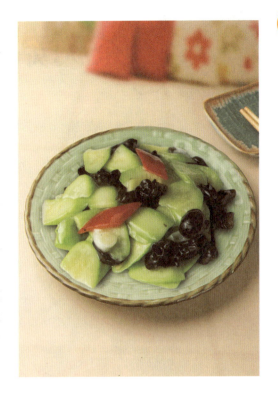

材料

西葫芦100克，水发黑木耳70克，红椒、蒜末各少许，盐3克，蚝油10毫升，料酒5毫升，食用油适量

做法

1. 水发木耳切成小块；将西葫芦洗净后切成片，待用。
2. 锅中注水烧开，加入水发木耳煮半分钟，至其断生，捞出沥水待用。
3. 用油起锅，放入红椒、蒜末爆香，放入水发木耳和西葫芦，快速炒匀，淋入料酒炒匀提味，加入盐、蚝油炒匀调味，用中火翻炒至食材熟透即可。

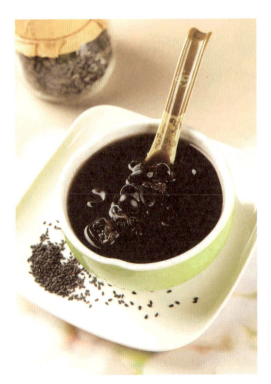

木耳芝麻甜汤

材料

水发珍珠木耳150克，黑芝麻30克，白糖6克

做法

1. 砂锅中注入适量清水烧开，放入水发珍珠木耳、黑芝麻，拌匀。
2. 加盖，大火煮开后转小火煮35分钟至熟透。
3. 揭盖，加入白糖，稍稍搅拌至入味。
4. 关火后盛出煮好的汤，装入碗中即可。

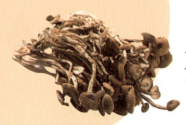

茶树菇

茶树菇是一种高蛋白、低脂肪，富含多种营养素的纯天然食用菌，富含人体所需的天门冬氨酸、谷氨酸等17种氨基酸和十多种矿物质，是老年冠心病患者的保健佳品。

调理关键词
滋阴补肾、益气开胃、
健脾止泻

● 性味归经

性平，味甘；归脾、肾、胃经。

● 食疗作用

茶树菇益气开胃，具有补肾滋阴、健脾胃、提高人体免疫力的功效。临床实践证明，茶树菇对肾虚尿频、水肿、气喘，尤其是小儿低热尿床，有独特疗效。

● 选购保存

茶树菇以粗细、大小一致，颜色稍微有些棕色为好，粗大、柄色较淡白的次之，好的茶树菇气味清香，闻起来有霉味的茶树菇不建议购买。干品储存于通风干燥处即可。

● 护心指南

❶ 用于肥胖的冠心病患者：干品茶树菇50克，鸡肉400克，去核大枣10枚，蜜枣1枚，姜片1片。茶树菇提前浸泡35分钟，将所有材料放入开水中，大火煮15分钟，再用中火煨30分钟即可。此品具有消脂、清肠胃、瘦身的作用。

❷ 用于肾虚的冠心病患者：新鲜茶树菇50克，芡实15克，猪肚1个，瘦肉100克，调味品适量，煲汤食用。本品含有高蛋白，且所含脂肪和糖分较少，有较好的保健作用，可补肾气、止遗尿，临床还可用于辅助治疗小儿尿床。

茶树菇炒虾仁

材料

虾仁70克，水发茶树菇80克，干辣椒20克，香菜梗适量，盐3克，鸡粉3克，生抽5毫升，食用油适量

做法

1. 将虾仁去虾线；将水发茶树菇切去根部；将干辣椒切开；将香菜梗切成段。
2. 热锅注油，倒入干辣椒爆香，倒入虾仁炒至转色，倒入水发茶树菇炒匀。
3. 倒入香菜梗炒匀，加入盐、鸡粉、生抽炒匀入味即可。

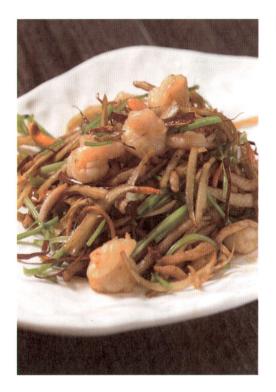

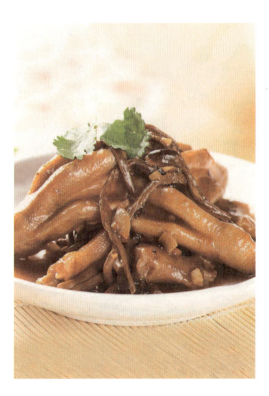

茶树菇炖鸭掌

材料

鸭掌200克，水发茶树菇90克，姜片、蒜末、葱段各少许，盐2克，鸡粉、料酒、豆瓣酱、蚝油、食用油各适量

做法

1. 将水发茶树菇切去根部；将洗净的鸭掌去除爪尖，斩成小块。
2. 锅中注水烧开，倒入鸭掌、料酒，余去血水后捞出，备用。
3. 锅中倒入食用油，放入姜片、蒜末、葱段，爆香，倒入鸭掌，炒匀，加入豆瓣酱、盐、鸡粉、蚝油，炒匀，加入茶树菇及适量清水，焖熟即可。

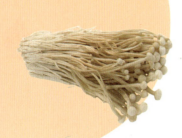

金针菇

金针菇富含B族维生素、维生素C、矿物质、胡萝卜素、多种氨基酸、植物血凝素、多糖、牛磺酸、香菇嘌呤、麦冬醇等，它是一种高钾低钠食品，可抑制血脂升高，降低胆固醇，防治心脑血管疾病，对老年冠心病患者有益。

调理关键词
补肝、益肠胃

● 性味归经

性寒，味甘、咸；归肝、胃经。

● 食疗作用

金针菇能有效增强人体免疫力，促进体内新陈代谢，有利于食物中各种营养物质的吸收和利用，对生长发育也大有益处，因而有"增智菇"的美称。金针菇还具有抗疲劳、抗菌消炎的作用。

● 选购保存

南方有黄色的金针菇，呈淡黄色至黄褐色，北方一般为白色金针菇，呈乌白或是乳白色，无论是哪种，都应当颜色均匀，无杂色。金针菇用热水烫一下，再放入冷水里泡凉，然后再冷藏，可以保持原有的风味，0℃左右约可储存10天。

● 护心指南

❶ 用于便秘的老年冠心病患者：将100克金针菇洗净，取适量豆腐洗净，切成块，两种材料放进锅中，煮熟后加盐调味即可。

❷ 用于气血不足的冠心病患者：250克土鸡去除内脏，洗净放入砂锅中加水炖至九成熟，再放入金针菇，待食物熟透即可起锅食用。此品具有很好的滋补作用，可为人体提供充足的优质蛋白质。

金针菇白菜汤

材料

白菜心55克，金针菇60克，淀粉20克，芝麻油少许

做法

1. 将洗好的白菜心切碎；将洗净的金针菇切成小段，待用。
2. 往淀粉中加入适量的清水，搅拌均匀做成水淀粉，待用。
3. 奶锅注水烧开，倒入白菜心、金针菇，搅拌片刻，持续加热煮至汤汁减半。
4. 倒入水淀粉，搅拌至汤汁浓稠，淋上少许芝麻油，搅拌匀即可。

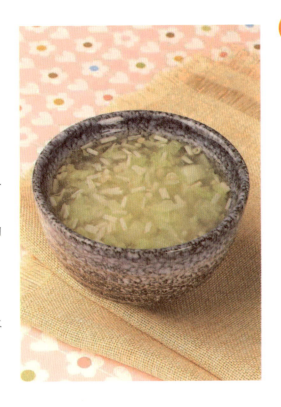

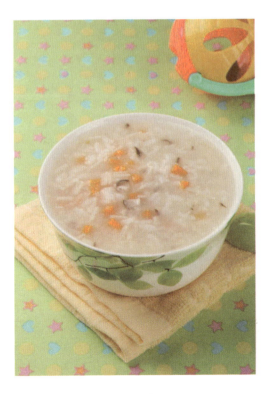

菌菇稀饭

材料

金针菇70克，去皮胡萝卜35克，香菇15克，绿豆芽25克，软饭180克，盐少许

做法

1. 将洗净的绿豆芽切成粒；将洗好的金针菇切去根部，切成段；将洗好的香菇、去皮胡萝卜切成丁。
2. 锅中倒入适量清水，放入除绿豆芽以外的材料，用大火煮沸，倒入软饭，搅散，煮20分钟至食材软烂。
3. 倒入绿豆芽，搅拌片刻，放入少许盐，继续搅拌一会儿至入味即可。

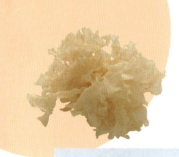

银耳

银耳营养丰富，含有多种矿物质，其含有的微量元素硒，可以提高免疫力。银耳中还含有海藻糖、多缩戊糖等，具有扶正强壮的作用，是一种适合冠心病患者的滋养补品。

调理关键词

滋阴润肺、益胃生津

● 性味归经

性平，味甘、淡；归肺、胃、肾经。

● 食疗作用

银耳具有强精补肾、补气和血、润肠益胃、提神补脑、美容嫩肤的功效。银耳中的多糖类成分能提高肝脏解毒能力，保护肝脏，常吃能提高人体免疫力，促进免疫细胞的分化和生长。银耳中富含膳食纤维，可帮助胃肠蠕动，加速代谢废物的排出，可以防治便秘。

● 选购保存

优质银耳干燥，没有硫黄味，色泽淡黄，泡发后大而松散，耳肉肥厚，色泽呈白色或微带黄色，整体圆整，大而美观。干银耳应在阴凉干燥处密封保存。

● 护心指南

❶ 用于更年期的冠心病患者：菠萝块150克，水发银耳50克，大枣、冰糖各适量。汤锅加适量清水，放入水发银耳、大枣，煮至水发银耳黏软，倒入菠萝块煮至熟，加冰糖搅拌至溶化即可。此品滋阴清热，可用于缓解更年期症状。

❷ 用于贫血的冠心病患者：菠菜150克，银耳9克，盐适量。菠菜、银耳一同放入净锅内煮水，水沸后加入盐拌匀即可。本品润肠益肺，对老年冠心病患者便秘及缺铁性贫血的症状有辅助治疗作用。

银耳莲子枸杞子羹

材料

水发银耳30克，水发莲子25克，枸杞子10克，冰糖20克

做法

1. 锅中倒入适量的清水烧开。
2. 倒入切好的水发银耳，再加入水发莲子。
3. 搅拌片刻，盖上锅盖，烧开后用中火煮30分钟至食材熟软。
4. 揭开锅盖，倒入备好的枸杞子，稍煮一会儿，倒入冰糖，搅拌均匀，煮至冰糖完全溶化。
5. 将煮好的羹盛出，装入碗中，待微凉即可食用。

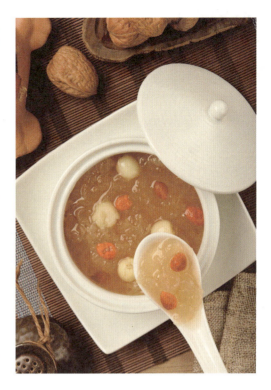

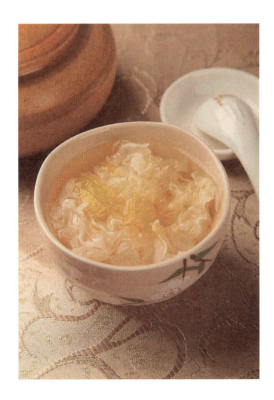

枇杷银耳汤

材料

枇杷100克，水发银耳260克，白糖适量

做法

1. 将洗净的枇杷去除头尾，去皮，将果肉切开，去核，切成小块。
2. 将水发银耳切去根部，再切成小块，备用。
3. 锅中注入适量清水烧开，倒入枇杷、水发银耳，搅拌均匀。
4. 盖上盖，烧开后用小火煮约30分钟至食材熟透。
5. 揭开盖，加入白糖拌匀，用大火略煮片刻至其溶化即可。

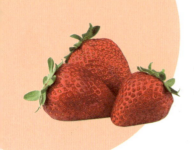

草莓

草莓富含氨基酸、果糖、葡萄糖、柠檬酸、苹果酸、果胶、胡萝卜素、维生素B_1、维生素B_2、烟酸及钙、镁、磷、钾、铁等矿物质，这些营养物质能促进生长发育，对老人、儿童大有裨益。草莓除可以预防维生素C缺乏症外，对防治动脉硬化，冠心病也有较好的食疗效果。

调理关键词
润肺生津、健脾和胃、
利尿消肿、解热祛暑

性味归经

性凉，味甘、酸；归肺、脾经。

食疗作用

草莓具有润肺生津、健脾和胃、利尿消肿、解热祛暑、解酒的功效，适用于肺热咳嗽、积食腹胀、食欲不振、小便短少、暑热烦渴等。草莓中还含有一种胺类物质，对白血病、再生障碍性贫血等血液病也有辅助治疗作用。此外，草莓富含的鞣花酸是一种抗氧化物质，可提高免疫力，美白牙齿和皮肤。

选购保存

好的草莓颜色均匀，色泽红亮，味道清香，个头比较小，呈比较规则的圆锥形。在选购的时候对于个头大的草莓、形状过于奇怪和表面颗粒过于红的草莓要尤其谨慎。买回的草莓勿沾水，在0~10℃的条件下保存。

护心指南

用于食积腹胀的冠心病患者：山楂50克，草莓100克，蜂蜜适量。山楂放入锅中加少量清水煮熟，放凉。山楂、草莓及蜂蜜放入搅拌机中，倒入煮山楂的水搅打均匀即可。本品有消食化积、开胃的功效。

蓝莓草莓粥

🍲 材料

水发糙米200克，蓝莓40克，草莓40克，白糖3克

😋 做法

1. 将草莓去蒂切小块。
2. 砂锅注水烧开，放入水发糙米拌匀。
3. 盖上锅盖，烧开后用小火煮30分钟至糙米熟软。
4. 揭盖，倒入草莓、蓝莓，加入白糖拌匀。
5. 关火后将粥盛入碗中即可。

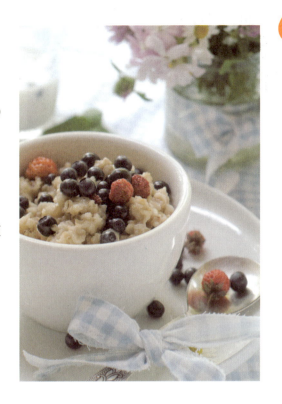

草莓香蕉酸奶糊

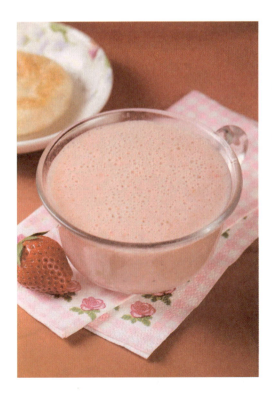

🍲 材料

草莓80克，香蕉100克，酸奶100毫升

😋 做法

1. 将洗净的香蕉切去头尾，剥去果皮，切成条，改切成丁。
2. 将洗好的草莓去蒂，对半切开，备用。
3. 取榨汁机，选择搅拌刀座组合，倒入切好的草莓、香蕉。
4. 加入酸奶，选择"榨汁"功能，榨取果汁。
5. 将榨好的果汁酸奶糊装入碗中即可。

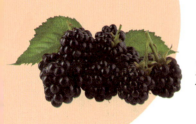

桑葚

桑葚含有糖类、多种维生素及人体必需的微量元素等，能有效地扩充人体的血容量，且补而不腻，还有降低血脂、防治血管硬化的功效，适宜于高血压、冠心病患者。

调理关键词

补血滋阴、生津止渴、
润肠祛燥

● 性味归经

性寒，味甘、酸；归肝、肾经。

● 食疗作用

桑葚具有补肝益肾、生津润肠、明目乌发等功效。常食桑葚可以明目，缓解眼睛疲劳干涩。桑葚可以促进血红细胞的生长，防止白细胞减少。桑葚还具有生津止渴、促进消化、帮助排便等作用，适量食用能促进胃液分泌，刺激肠蠕动及解除燥热。

● 选购保存

桑葚酸甜可口，色泽紫暗。桑葚要挑选果实较大，颗粒圆润饱满，果色深红紫黑者。鲜品宜放入冰箱冷藏。

● 护心指南

❶ 用于女性冠心病患者绝经前后诸证：桑葚、蜂蜜各适量，将桑葚水煎取汁，文火熬膏，加入蜂蜜拌匀饮服，每次10~15克，每日2~3次。

❷ 用于心绞痛的防治：桑葚、黑芝麻和粳米洗净，盛入容器中，捣碎。砂锅中倒入600毫升水，武火煮沸，加白糖，熬至白糖溶化且再次煮沸后，将黑芝麻、桑葚和粳米置入锅中，熬至粳米熟透，呈糊状即可。此品具有滋阴补肾、益气安神的功效。

桑葚粥

材料

桑葚干6克，水发大米150克

做法

1. 砂锅中注入适量清水烧开，放入洗净的桑葚干，盖上盖，用大火煮15分钟，至其析出营养成分，揭开盖，捞出桑葚。
2. 倒入水发大米，搅散，盖上盖，烧开后用小火续煮30分钟至食材熟透。
3. 揭开盖，把煮好的桑葚粥盛出，装入碗中即可。

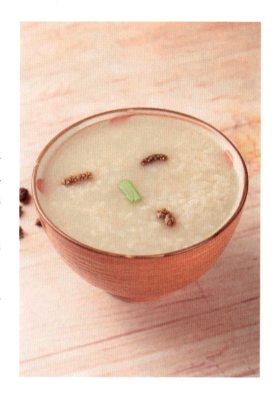

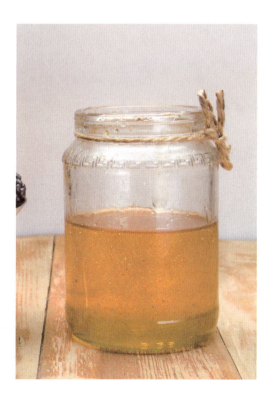

桑葚醋

材料

桑葚800克，陈醋1000毫升

做法

1. 将桑葚洗净晾干，取一干净且干燥的玻璃罐，将晾干的桑葚和陈醋倒进去，盖口密封，静置在阴凉处3～4个月。
2. 饮用时用凉开水稀释8～10倍，饭后饮用。

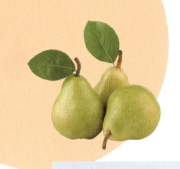

梨

梨的果肉含有丰富的葡萄糖和苹果酸等营养物质，还含有蛋白质、脂肪、钙、磷、铁、胡萝卜素、维生素B$_1$、维生素B$_2$、烟酸、维生素C等，是冠心病患者补充营养物质和微量元素的理想食品。

调理关键词

润肺消痰、清热生津

● 性味归经

性微寒，味甘、微酸；归肺、胃经。

● 食疗作用

梨有止咳化痰、清热降火、养血生津、润肺去燥、润五脏、镇静安神等功效，对高血压、心脏病、口渴便秘、头昏目眩、失眠多梦及冠心病患者有良好的食疗作用。

● 选购保存

购买梨时宜选果粒完整、无虫害、无压伤、坚实的。买回的梨置于室内阴凉角落处即可，如需冷藏，可装在纸袋中放入冰箱保存2~3天。

● 护心指南

❶ 有助于冠心病患者降血压、清肺止咳：将川贝母用食物料理机粉碎成粉末，将梨洗净，用刀做出一个小碗的造型，挖去里面的果肉，在梨中放入一勺川贝母粉和一块冰糖，放入碗中，盖上保鲜膜，蒸半个小时左右即可。

❷ 防止动脉粥样硬化：将梨削皮，把中心的核掏干净，将杏仁、枸杞子、桂圆洗干净，放入梨中，加入适量冰糖，一起放入电炖盅内炖4小时即可。

马蹄雪梨汁

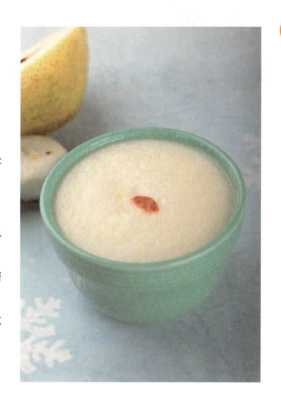

材料

马蹄90克，雪梨150克，矿泉水适量

做法

1. 将洗净去皮的马蹄切成小块；将洗好的雪梨对半切开，去皮，切成小块，备用。

2. 取榨汁机，选择搅拌刀座组合，倒入雪梨，加入马蹄。

3. 倒入适量矿泉水，盖上盖，选择"榨汁"功能，榨取果蔬汁。

4. 揭开盖，将榨好的马蹄雪梨汁倒入杯中即可。

甘蔗雪梨牛奶

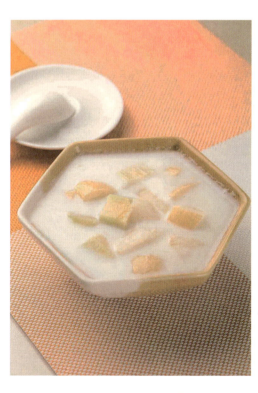

材料

雪梨110克，甘蔗100克，牛奶150毫升，冰糖40克

做法

1. 将洗净去皮的甘蔗切成段；将洗好的雪梨切开，去核，改切成小块。

2. 砂锅中注入适量清水烧开，倒入切好的甘蔗、雪梨，烧开后用小火炖20分钟。

3. 放入冰糖，搅拌匀，用小火再炖5分钟，至食材熟透、入味。

4. 倒入备好的牛奶，搅拌匀，煮至沸腾即可。

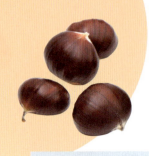

板栗

板栗含有大量淀粉、蛋白质、B族维生素等多种营养物质，素有"干果之王"的美称，可以作为高血压及冠心病患者的食疗佳品，能起到较好的调理作用。

● 性味归经

性温，味甘；归脾、胃、肺、肾经。

● 食疗作用

板栗具有养胃健脾、补肾强腰之功效，可防治高血压、冠心病、动脉硬化、骨质疏松等疾病，可作为心脑血管疾病患者及防治冠心病的食疗佳品。常吃板栗，还可以有效治疗日久难愈的小儿口舌生疮和成人口腔溃疡。

● 选购保存

板栗宜选择外壳鲜红，带褐、紫等色，颗粒光泽的。用手捏板栗，如颗粒坚实，一般果肉丰满。将板栗放入手里摇，有响声，表明果肉已干硬，是隔年栗子。板栗并非越大越好，我国板栗有南栗和北栗之分，北栗一般颗粒较小，每500克有70~80只，果皮薄，炒后容易剥壳，颗粒也较均匀，质量较好。板栗放在阴凉通风处即可，如果是已经剥开的板栗，用保鲜袋密封放入冰箱保存。

● 护心指南

用于预防冠心病、动脉硬化：板栗鸡汤。锅中注水，放入姜片，烧开，放入鸡块焯水。将焯水后的鸡块洗净，加葱、姜放入砂锅中煲1小时。捞出葱、姜，加入盐、胡椒粉，放西洋参、板栗继续煲1小时。再放入胡萝卜、枸杞子，煲半小时即可。可以根据自己喜好，放入香菜、香油等调味。

石锅板栗红烧肉

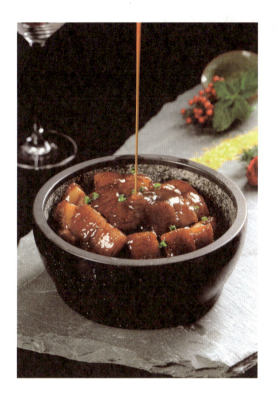

材料

猪肉200克，板栗100克，冰糖10克，八角、生姜、葱花、大蒜各适量，食用油适量，料酒5毫升，老抽5毫升

做法

1. 将洗好的猪肉切成块。
2. 热锅注油，烧至四成热，倒入已去壳并洗好的板栗，炸2分钟至熟，捞出。
3. 锅留底油，倒入猪肉炒至出油，倒入洗好的八角、生姜、大蒜，再倒入冰糖拌炒匀，加料酒、老抽，炒匀。
4. 倒入板栗，加入适量清水，加盖焖煮2分钟至入味，盛出，撒上葱花即可。

板栗糊

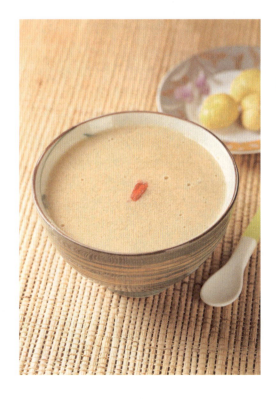

材料

板栗肉150克，白糖10克

做法

1. 将洗净的板栗肉对半切开，改切成小块，备用。
2. 取榨汁机，倒入板栗肉，注入适量清水，选择"榨汁"功能，榨取板栗汁。
3. 断电后倒出板栗汁，装入碗中，待用。
4. 砂锅置于火上，倒入板栗汁，用中火煮3分钟，至其呈糊状。
5. 撒上白糖，搅拌片刻，用大火煮至白糖完全溶化即可。

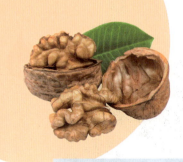

核桃仁

核桃仁含有丰富的营养元素，每百克含蛋白质15～20克，脂肪60～70克，糖类10克，并含有人体必需的钙、磷、铁等多种元素，以及胡萝卜素、维生素B$_2$等多种维生素。其所含脂肪的主要成分是亚油酸甘油酯，食用后不但不会使胆固醇升高，还能减少肠道对胆固醇的吸收，是冠心病患者的食疗佳品。

调理关键词
补肾固精、温肺定喘、
润肠通便

● 性味归经

性温，味甘；归肾、肺经。

● 食疗作用

核桃仁对高血压、动脉硬化患者具有较好的食疗效果。它含大量的维生素E，能增强人体细胞的活力，还含有独特的亚油酸甘油酯，可供给大脑的需要，是冠心病患者改善动脉硬化、改善高血压的食疗佳品。

● 选购保存

核桃以个大圆整、壳薄干净、出仁率高、果身干燥、仁片张大、色泽白净、含油量高的为质优。核桃仁丰满为上，干瘪为次。核桃仁衣的色泽以黄白为上，暗黄为次，褐黄更次，带深褐斑纹的"虎皮核桃"质量也不好。核桃仁肉白净新鲜为上，有油迹"菊花心"为次。置于干燥通风处保存。

● 护心指南

扩张血管、增加冠状动脉血流量：核桃仁加少许水，用榨汁机打成浆，再加适量凉开水调成能流动的稀浆汁，将山楂洗净去核切片，加水800毫升煮半小时左右，将煮好的山楂汁滤出来，装到容器中，再将山楂片加水300毫升继续煎煮20分钟，捞出山楂片，将第一次煮的山楂汁倒入锅里，边煮边加入冰糖搅拌，冰糖溶化后，再缓缓倒入核桃浆汁，边倒边搅匀，煮至微沸即可。

花生核桃糊

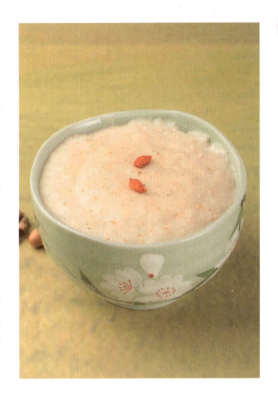

材料

糯米粉90克，核桃仁60克，花生仁50克，糖适量

做法

1. 取榨汁机，选择干磨刀座组合，倒入花生仁、核桃仁，磨至材料呈粉末状，装入碗中，制成核桃粉待用。
2. 将糯米粉放入碗中，注入适量清水，调匀，制成生米糊，待用。
3. 砂锅中注水烧开，倒入核桃粉，用大火煮沸，再放入备好的生米糊，加入适量糖，边倒边搅拌，至其溶于汁水中，转中火煮2分钟至材料呈糊状即可。

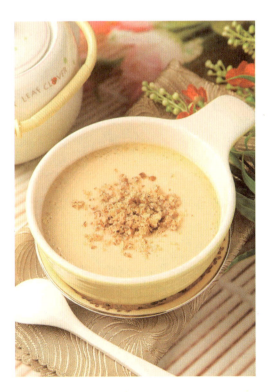

核桃蒸蛋羹

材料

鸡蛋2个，核桃仁3个，红糖15克，黄酒5毫升

做法

1. 备一玻璃碗，倒入温水，放入红糖，搅拌至红糖溶化。将核桃仁打碎，待用。
2. 另备一空碗，打入鸡蛋，打散至起泡，往蛋液中加入黄酒，拌匀，再倒入红糖水，拌匀，待用。
3. 蒸锅中注水烧开，揭盖，放入处理好的蛋液，盖上盖，用中火蒸8分钟，揭盖，取出蒸好的蛋羹，撒上核桃仁碎块即可。

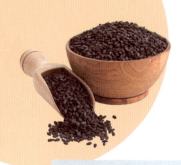

黑芝麻

黑芝麻含有大量的脂肪和蛋白质，芝麻蛋白是完全蛋白，蛋氨酸等含硫氨基酸的含量比其他植物蛋白高，还含有膳食纤维、维生素B_1、维生素B_2、烟酸、维生素E、卵磷脂、钙、铁、镁等营养成分，能为冠心病患者提供丰富全面的蛋白质和营养物质。

调理关键词
补肝肾、润五脏、
润燥滑肠

● 性味归经

性平，味甘；归肾、肝经。

● 食疗作用

黑芝麻有补血明目、祛风润肠、生津通乳、益肝养发、强身体、抗衰老之功效。它富含人体必需脂肪酸，所含的亚油酸有调节胆固醇的作用，对冠心病、高血压、高脂血症有很好的食疗作用。

● 选购保存

品质好的黑芝麻杂质少，颗粒饱满，无蛀虫，不褪色。真正的黑芝麻，颜色呈深灰色，不会黑得发亮，更不会掉颜色。购买时建议手心沾湿，放入黑芝麻轻轻地搓揉，手上留下颜色就可能是染过色。宜放于通风干燥处保存。

● 护心指南

❶ 用于高血压的冠心病患者：黑芝麻糊。黑芝麻炒香，大米浸泡4小时以上，煮好后加入红糖或白砂糖调味即可。

❷ 增强冠心病患者体质，降糖养肾：菠菜整株洗净备用，烧一锅开水，加入2小匙盐、少许油，放入菠菜焯烫，颜色变绿后立即捞起，沥干，切成段，排入盘中备用。干炒锅用火烧热，放入黑芝麻，转小火焙香盛出，待凉透后将熟芝麻撒在菠菜上，再把生抽、香油、鸡精与少许凉开水拌匀，淋在菠菜上即可。

牛奶黑芝麻糊

材料

配方奶粉15克，黑芝麻10克，糯米粉15克，白糖少许

做法

1. 将适量开水注入糯米粉中，搅拌均匀，调成糊状，在配方奶粉中注入适量开水，搅匀，待用。
2. 砂锅中注入适量清水烧热，倒入黑芝麻，搅拌均匀，关火后加入配方奶、糯米糊，边倒边搅拌，加入少许白糖，搅拌至白糖完全溶化。
3. 将煮好的芝麻糊盛出，装入碗中即可。

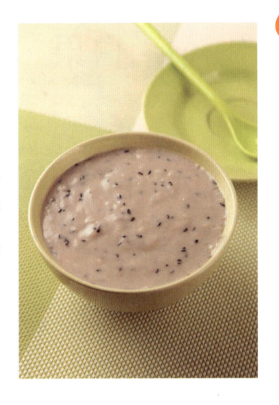

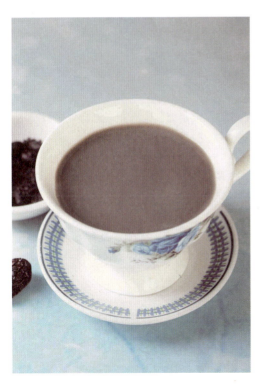

黑芝麻黑枣豆浆

材料

黑枣8克，黑芝麻10克，水发黑豆50克

做法

1. 将洗净的黑枣切开，去核，切成小块，备用；将水发黑豆倒入碗中，注入适量清水，用手搓洗干净，倒入滤网，沥干水分。
2. 将备好的黑枣、黑芝麻、水发黑豆倒入豆浆机中，注入适量清水至水位线即可，待豆浆机运转约20分钟，即成豆浆。

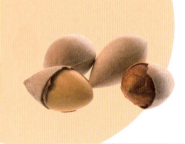

白果

含有维生素C、维生素B$_2$、胡萝卜素和钙、磷、铁、钾、镁等元素，以及银杏酸、白果酚、戊糖等成分，营养丰富，是冠心病患者增加微量元素、保护血管的调理佳品。

调理关键词

收涩止带、杀虫、
敛肺平喘

● 性味归经

性平，味甘、苦、涩，有小毒；归肺、肾经。

● 食疗作用

经常食用白果，可以滋阴养颜抗衰老，扩张微血管，促进血液循环，使人肌肤红润，精神焕发。果仁中的苦内脂对脑血栓、老年性痴呆、高血压、高脂血症、冠心病、动脉硬化、脑功能减退等疾病具有特殊的预防和治疗效果。

● 选购保存

白果以外壳光滑、洁白、新鲜，大小均匀，果仁饱满、坚实、无霉斑为好。粒大、光亮、壳色白净者，品质新鲜；如果外壳泛糙米色，一般是陈货。摇动白果，无声音者果仁饱满，有声音者，或是陈货，或是僵仁。宜置于通风、干燥、阴凉处保存。

● 护心指南

❶ 对冠心病有较好的防治作用：排骨500克，胡萝卜200克，白果适量，盐适量，料酒1勺。胡萝卜切片后放入注水的砂锅里，烧开，捞出，再放入排骨，淋入少许料酒，撇去浮沫烧30分钟，加入胡萝卜、白果，煮至排骨熟烂，加盐即可出锅。

❷ 保护肝脏、缓解心律不齐：西芹200克，百合50克，白果150克，胡萝卜适量，盐3克，白糖5克，食用油15克，淀粉5克。百合洗净，西芹去皮切菱形块，胡萝卜切大刀花。锅中放油，依次放入白果、西芹、百合，翻炒时加调味品，勾芡出锅。

白果蒸蛋羹

材料

鸡蛋100克，熟白果25克，盐少许

做法

1. 将鸡蛋打入装水的碗中，打散搅匀，倒入盐、熟白果，搅拌均匀。
2. 将拌好的蛋液装入碗中，封上保鲜膜。
3. 放入蒸锅中，蒸10分钟取出即可食用。

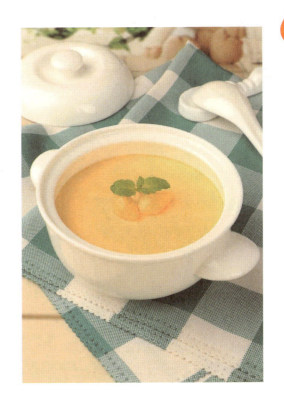

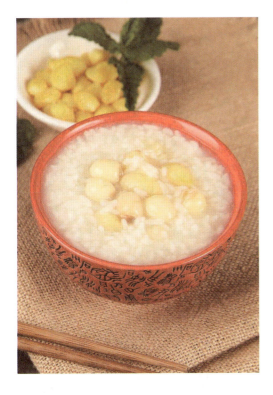

白果莲子粥

材料

白果30克，水发莲子30克，水发大米70克，盐3克，鸡粉3克

做法

1. 砂锅注水煮沸，放入水发大米、白果、水发莲子，搅拌一会儿。
2. 盖上锅盖，转小火煲30分钟，再放入盐、鸡粉搅拌均匀。
3. 关火，将煮好的粥盛入备好的碗中即可。

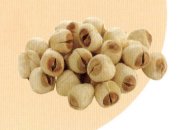

莲子

莲子富含蛋白质、糖类、多种维生素以及矿物质，热量较高，是很好的钙源、磷源，有滋养补虚功效，是冠心病、久病体虚者常用营养佳品。

> **调理关键词**
>
> | 补脾涩肠、固肾涩精、 |
> | 养心安神 |

● 性味归经

性平，味甘、涩；归心、脾、肾经。

● 食疗作用

莲子有补脾止泻、益肾涩精、养心安神的功用；还有促进凝血，使某些酶活化，维持神经传导性等作用；且能帮助机体进行蛋白质、脂肪、糖类代谢。

● 选购保存

莲子以饱满圆润、粒大洁白、芳香味甜、无霉变虫蛀为佳。莲子应保存在阴凉干燥处。若受潮生虫，应立即晒干，热气散尽凉透后再收藏。

● 护心指南

❶ 用于强心，缓解心律不齐：银耳3朵，莲子20克，干百合20克，冰糖100克，枸杞子10克，清水适量。把银耳用温水泡发撕成小片，莲子、干百合和枸杞子也分别用温水泡发，银耳放入砂煲内，倒入清水，盖上盖子，大火煮开后转文火煲2.5小时，待银耳煮至浓稠后，放入冰糖、莲子，转小火煮半小时。最后放入百合和枸杞子再煮15分钟即可。

❷ 用于冠心病、体虚患者：银耳泡发后摘去老根，撕成小块。将粳米、糯米、燕麦米洗净，放入砂锅中，加水大火烧开，再放入银耳、莲子大火烧开，小火熬1.5小时，最后加入泡好的枸杞子和冰糖，再熬15分钟即可。

木耳大枣莲子粥

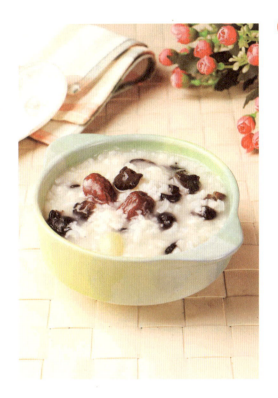

材料

水发木耳80克，大枣35克，水发大米180克，水发莲子65克，盐2克，鸡粉2克

做法

1. 砂锅中注入适量的清水，用大火烧热，倒入备好的大米、莲子、木耳、大枣，搅匀，盖上锅盖，煮开后转小火煮40分钟至食物熟软。
2. 掀开锅盖，加入盐、鸡粉，搅匀调味，关火后将煮好的粥盛出装入碗中即可。

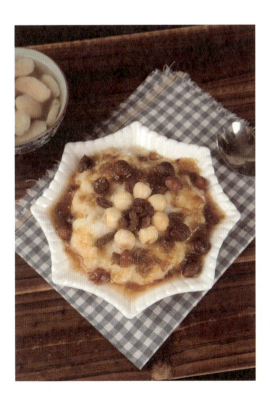

莲子山药泥

材料

熟山药250克，熟莲子25克，红豆沙馅45克，酸梅酱45克，葡萄干40克

做法

1. 将熟山药放进保鲜袋中，用擀面杖擀成泥，放入备好的盘中，中间挖个洞，放入红豆沙，将洞盖住。
2. 放入莲子、葡萄干，浇上酸梅酱，放入蒸锅，盖上盖子，蒸10分钟即可。

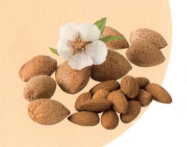

杏仁

杏仁富含蛋白质、脂肪、糖类、胡萝卜素、B族维生素、维生素C以及钙、磷、铁等营养成分。具有调节人体内胆固醇的含量、保护心脏的作用。

调理关键词

生津止渴、润肺定喘

● 性味归经

性微温，味苦，有小毒；归肺、大肠经。

● 食疗作用

杏仁含有丰富的脂肪油，能降低胆固醇，因此对防治心血管系统疾病有良好的作用。中医理论认为，杏仁具有生津止渴、润肺定喘的功效，对冠心病患者也能起到滋润濡养的作用。

● 选购保存

杏仁宜选表皮颜色浅的，颜色发暗或深色、褐色的一般是陈货，尽量不要购买。看杏仁的外形大小，颗粒饱满并且"个头"大的，是当年的或者是比较新鲜的；相反，外形干瘪、紧缩、颗粒偏小的，一般是陈货。闻一闻气味，或尝一尝口感，如果口感不香、不清新，说明放的时间长了，尽量不要购买。杏仁应置于阴凉干燥处保存，注意防蛀。

● 护心指南

❶ 降低冠心病患者心脏病的发病危险：黄豆洗净，提前浸泡一晚，放入榨汁机中，加入新鲜的杏仁和适量纯净水；每次开机30秒，共分3次操作榨取豆浆。再将豆浆倒入锅中，先大火煮沸后改中火，适时搅拌，再次煮沸，沸腾2~3次后熄火装杯。

❷ 有助于冠心病患者补充营养：花生仁100克，杏仁50克，纯牛奶250毫升，白糖20克。将花生仁和杏仁放到锅内炒到表皮变色，然后倒入搅拌器中，再倒入纯牛奶、白糖，搅打成汁即可。

绿豆杏仁百合甜汤

🥄 材料
水发绿豆140克，鲜百合45克，杏仁适量

🍚 做法
1. 砂锅中注入适量清水烧开，倒入洗好的绿豆、杏仁，盖上盖，烧开后用小火煮30分钟。
2. 揭开盖，倒入洗净的百合，拌匀，再盖上盖，用小火煮15分钟至食材熟透。
3. 揭开盖，搅拌均匀，关火后盛出煮好的甜汤，装碗即可。

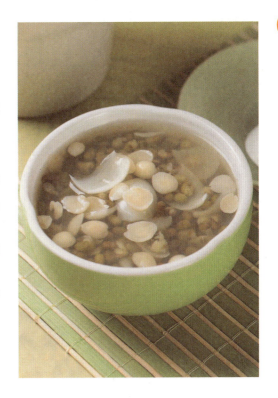

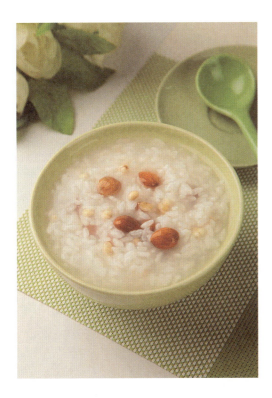

川贝杏仁粥

🥄 材料
水发大米75克，杏仁20克，川贝母少许

🍚 做法
1. 砂锅中注入适量清水烧热，倒入备好的杏仁、川贝母，盖上盖，用中火煮10分钟。
2. 揭开盖，倒入大米，搅拌均匀，再盖上盖，烧开后用小火煮30分钟至食材熟透。
3. 揭开盖，搅拌均匀，关火后盛出煮好的粥即可。

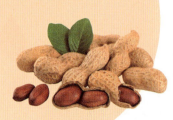

花生仁

花生仁中含有脂质、蛋白质、维生素B_1、维生素B_2及维生素E等多种营养成分。其所含的脂质绝大部分都是不饱和脂肪酸，且不含胆固醇。其蛋白质中氨基酸种类多样，人体所需的8种氨基酸除了赖氨酸的含量较少以外，其他氨基酸含量都很丰富，能满足冠心病患者对蛋白质及多种营养物质的需求。

调理关键词

润肺止咳、和胃健脾

● 性味归经

性平，味甘；归脾、肺经。

● 食疗作用

花生仁可以促进人体的新陈代谢、增强记忆力，可益智、抗衰老，还具有止血功效。其外皮含有可对抗纤维蛋白溶解的成分，可改善血小板的质量，对于防治冠心病、高血压和脑出血等疾病有很好的食疗作用。

● 选购保存

花生以果荚呈土黄色或白色、色泽分布均匀一致的为好。果仁以颗粒饱满、形态完整、大小均匀、肥厚而又光泽、无杂质为好。花生应晒干后放在低温、干燥的地方保存。

● 护心指南

花生仁有助于冠心病患者调节血压，补充蛋白质：猪蹄2只，花生仁100克，黄豆100克，桂圆肉15克，陈皮1片，姜片2片，盐、葱花适量。花生仁、黄豆用清水洗净，浸软待用；桂圆肉、陈皮洗净待用；猪蹄放沸水5分钟，捞出洗净待用。煲内放入适量清水，猛火烧至水开，放入除盐、葱花之外的所有材料，沸腾时转小火煲3小时，捞出陈皮弃之，用盐和葱花调味即可。

花生银耳牛奶

材料

花生仁80克，水发银耳150克，牛奶100毫升

做法

1. 将洗好的银耳切成小块，备用。
2. 砂锅中注水烧开，放入洗净的花生仁，加入切好的银耳拌匀，盖上盖，烧开后用小火煮20分钟。
3. 揭开盖，倒入备好的牛奶，用勺拌匀煮至沸腾，关火后将煮好的花生银耳牛奶盛出，装入碗中即可。

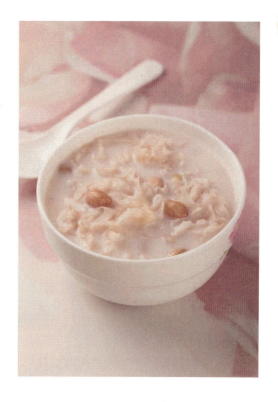

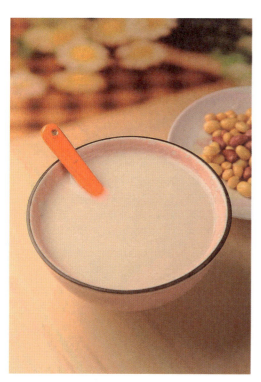

花生豆浆

材料

水发黄豆100克，水发花生仁80克

做法

1. 取准备好的豆浆机，倒入浸泡好的花生仁和黄豆，注入适量清水，至水位线即可。
2. 盖上豆浆机机头，打浆15分钟。
3. 断电后取下机头，倒出煮好的豆浆，装入碗中即可。

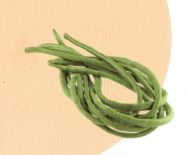

豇豆

豇豆提供了易于消化吸收的优质蛋白质，适量的碳水化合物及多种维生素、微量元素等，可补充机体必需的营养，而且其热量和含糖量都不高，饱腹感强，特别适合肥胖的冠心病患者食用。

调理关键词

健胃补肾、利尿除湿

● 性味归经

性平，味甘。归脾、胃经。

● 食疗作用

李时珍称豇豆"可菜、可果、可谷，备用最好，乃豆中之上品"。豇豆性平味甘无毒，入脾、胃二经。有健脾补肾的功效，主治消化不良，可帮助消化，增进食欲，对于治疗和预防老年性便秘有良效。

此外，豇豆所含维生素C能促进抗体的合成，增强机体抗病毒的能力。其所含的磷脂有促进胰岛素分泌和参加糖代谢的作用，是糖尿病患者的理想食品。

● 选购保存

在选购豇豆时，一般以豆条粗细均匀、色泽鲜艳、透明有光泽、籽粒饱满的为佳，而有裂口、皮皱的、表皮有虫痕的豇豆则不宜购买。豇豆通常直接放在保鲜袋中冷藏，能保存5～7天。如果想保存久一点，可入盐水焯后，放冰箱保存。

● 护心指南

用于脾胃不调的冠心病患者：豇豆30克，糯米草根30克，旋花根30克，猪瘦肉250克。将糯米草根、旋花根入锅煎汁，取汁备用；猪肉洗净，切片，然后与豇豆和药汁同入锅煮汤，煨至肉熟烂，可略加食盐调味。糯米草根、旋花根为民间健脾要药。本方适用于脾胃虚弱、不欲饮食、大便溏薄以及体倦乏力的冠心病患者。

素烧豇豆枸杞子

🥘 材料

豇豆300克，枸杞子30克，盐3克，食用油适量

😋 做法

1. 豇豆洗净，切成段；枸杞子洗净，用清水泡发。
2. 锅中注入适量清水烧开，倒入豇豆，煮至断生，捞出。
3. 锅中注入适量食用油烧热，倒入豇豆翻炒片刻，再倒入枸杞子，翻炒均匀，最后加入盐调味即可。

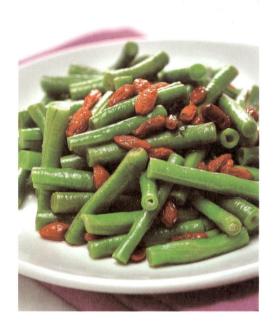

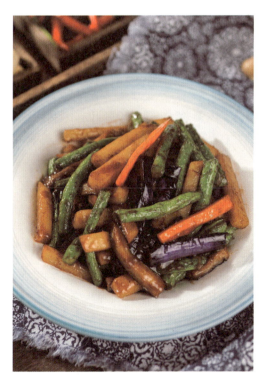

地三鲜

🥘 材料

豇豆200克，茄子1根，杏鲍菇1根，蒜片适量，酱油10毫升，盐、食用油各适量

😋 做法

1. 豇豆洗净，切成段；茄子、杏鲍菇分别洗净，切成条，备用；将茄子放入盐水中，浸泡30分钟后挤干水分。
2. 锅中注水烧开，倒入豇豆，煮至断生，捞出；再倒入杏鲍菇，焯片刻后捞出。
3. 锅中注油烧热，倒入蒜片爆香，再倒入茄子翻炒片刻，倒入豇豆、杏鲍菇，继续翻炒至食材熟透，倒入酱油、盐调味即可。

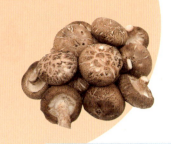

香菇

香菇是高蛋白、低脂肪、多糖的菌类食物，其含有的嘌呤、胆碱、酪氨酸、氧化酶以及某些核酸物质，能起到降血压、降胆固醇、降血脂的作用，又可预防动脉硬化、肝硬化等疾病。

调理关键词

益气补虚、利肝益胃

● 性味归经

性平，味甘。归脾、胃经。

● 食疗作用

香菇有补肝肾、健脾胃、理气养血、益智安神、美容等功效。香菇中的多糖类物质有保健作用，更年期女性常吃香菇能提高机体细胞免疫功能，清除自由基，延缓衰老，降低血压、血脂，预防动脉硬化、肝硬化等疾病，降低心脑血管疾病风险，还可调节内分泌、调节激素分泌量，从而改善体质，推迟绝经，缓解更年期症状。

● 选购保存

优质香菇的菇伞肥厚，伞缘曲收未散开，内侧为乳白色，皱褶明显，菇柄短而粗。新鲜香菇放冰箱冷藏可保鲜一星期左右。干香菇应放在密封罐中，置于干燥避光处，可保存半年以上。

● 护心指南

❶ 用于便秘的冠心病患者：香菇200克，鸡肉250克，香菇洗净切片；鸡肉洗净，切成条状，放进锅中与香菇一起炒熟，加盐调味即可。

❷ 用于头晕乏力的冠心病患者：水发豌豆350克，香菇150克。先放香菇翻炒，再放入水发豌豆同炒至熟即可。本品适用于体质虚弱、头晕乏力、便秘等的冠心病患者。

香菇炒杂丝

🍲 材料

鲜香菇80克，土豆1个，胡萝卜80克，青椒80克，蒜末少许，盐3克，食用油适量

🍜 做法

1. 鲜香菇洗净，去柄，切成片；土豆洗净，去皮，切成丝；胡萝卜洗净，去皮，切成丝；青椒洗净，切成丝。
2. 锅中注油烧热，倒入蒜末爆香，倒入胡萝卜丝，翻炒一会儿，倒入土豆丝，继续翻炒均匀，再倒入青椒丝和香菇片，倒入少许清水，继续翻炒片刻至食材全部熟透，最后加入盐调味即可。

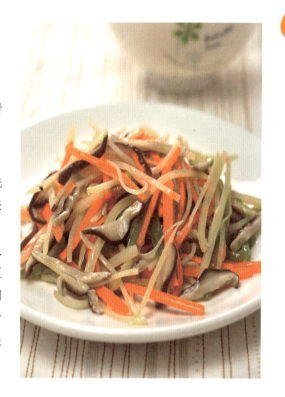

香菇木耳菠菜

🍲 材料

鲜香菇80克，水发木耳50克，菠菜80克，盐3克，食用油适量

🍜 做法

1. 鲜香菇洗净，去柄，切成片；水发木耳去掉根部，切成小块；菠菜洗净，去除根部，切成段。
2. 锅中注入食用油烧热，倒入鲜香菇、水发木耳，翻炒片刻，再倒入菠菜，继续翻炒至食材熟透，加入盐调味即可。

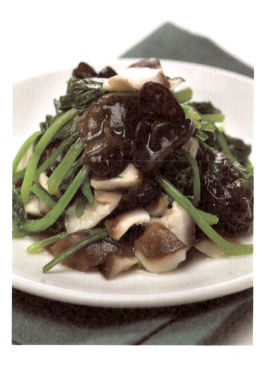

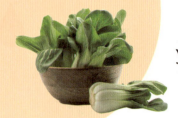

油菜

油菜为低脂肪蔬菜，且含有膳食纤维，能与胆酸盐和食物中的胆固醇及三酰甘油结合，并从粪便排出，从而减少脂类的吸收，故可用来降血脂、活血化瘀，尤其适宜高脂血症、冠心病患者食用。

调理关键词

活血化瘀、宽肠通便

● 性味归经

性温，味辛。归肝、肺、脾经。

● 食疗作用

油菜具有活血化瘀、消肿解毒、促进血液循环、润肠通便、美容养颜、强身健体的功效，对游风丹毒、手足疖肿、乳痈、习惯性便秘、老年人缺钙等有食疗作用。口腔溃疡者、口角湿白者、齿龈出血者、牙齿松动者、瘀血腹痛者宜多食。但请注意，孕早期妇女、小儿麻疹后期、疥疮和狐臭患者忌食。

● 选购保存

购买时要挑选新鲜、油亮、无虫、无黄叶的嫩油菜，用两指轻轻一掐即断者为鲜嫩的。冬天可用食品塑料袋保存。油菜不宜长期保存，放在冰箱中可保存24小时左右。

● 护心指南

❶ 用于寒凝心脉型冠心病患者：油菜嫩叶30克，荷叶、艾叶各15克。先将艾叶、荷叶用清水泡发，去除浮渣，然后入锅加水煎汁，煎15分钟，去渣留汁，加入油菜嫩叶，再煎至菜熟调味食用。此品有温中散寒，活血化瘀的功效，用于寒凝心脉型冠心病。

❷ 用于冠心病辅助治疗：油菜200克，牛肉100克，白砂糖、姜丝、黄酒、酱油、盐、淀粉各适量。先炒油菜到半熟，再下牛肉翻炒，加入配料调味即可。此品具有清热解毒、散血消肿的功效。用于冠心病、高血压，以及其他心脑血管疾病的辅助治疗。

清炒油菜

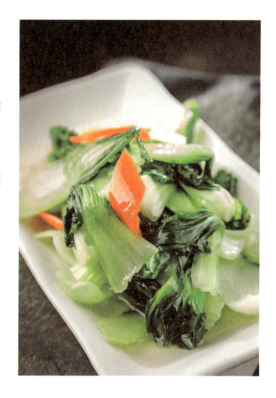

材料

油菜300克，红椒30克，盐3克，食用油适量

做法

1. 油菜洗净，择好；红椒洗净，切成菱形片，备用。
2. 锅中注入食用油烧热，下入油菜，翻炒至七成熟，再倒入红椒片，继续翻炒至食材熟透。
3. 加入盐，炒匀调味即可。

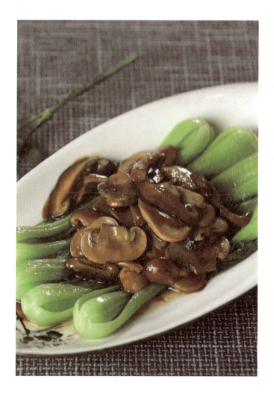

香菇油菜

材料

油菜300克，水发香菇100克，生抽5毫升，水淀粉5毫升，盐3克，食用油适量

做法

1. 油菜洗净；水发香菇洗净，切成片，备用。
2. 锅中注水烧开，倒入油菜，煮至断生，捞出。
3. 锅中注油烧热，倒入香菇片，翻炒片刻，倒入生抽、盐继续翻炒，再加入水淀粉勾芡。
4. 取一盘，摆上油菜，盛出香菇放在油菜上即可。

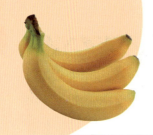

香蕉

香蕉含水量较高，且富含碳水化合物、蛋白质、膳食纤维、磷、钾、维生素A和维生素C。香蕉是冠心病患者理想的低盐、低脂肪、低胆固醇和高纤维食物，可防止便秘，避免饱食。

调理关键词

养阴润燥、生津止渴

● 性味归经

性寒，味甘。归脾、胃、大肠经。

● 食疗作用

香蕉具有清热、通便、解酒、降血压之功效。香蕉中的钾能减少冠心病患者机体对钠盐的吸收，故有降血压的作用。纤维素可润肠通便，对于改善冠心病患者便秘大有益处。维生素C是天然的免疫强化剂，有助于抵抗机体的各类感染。

● 选购保存

果皮颜色黄黑泛红，稍带黑斑，表皮有皱纹的香蕉风味最佳。香蕉用手捏后有软熟感的一定是甜的。香蕉买回来后，最好系上绳子挂在通风处。

● 护心指南

用于预防冠心病患者便秘和血压过高：把大米冲洗干净，沥干水分备用；香蕉去皮；切成片，锅中加入约800毫升水，大火烧开，放入淘洗干净的大米，用勺子搅拌几下，防止大米粘锅，用勺子撇去表面的浮沫，改为小火煮15分钟，香蕉倒进去，搅拌至粥变黏稠，关火，趁热即可食用。香蕉入粥，既可祛火润肠，又可以削弱香蕉的寒性，还可以调节血压，是冠心病患者的食疗佳品。

香蕉奶昔

🍲 材料

香蕉2根，酸奶1盒

🥄 做法

1. 将去掉皮的香蕉果肉切成片，备用。
2. 将香蕉片、酸奶一起倒入榨汁机中，搅打成奶昔。
3. 倒入杯中即可。

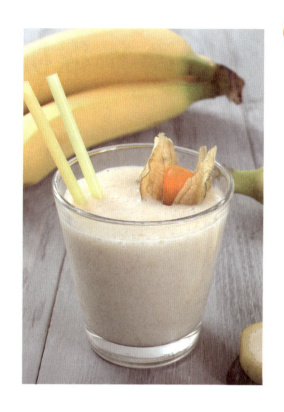

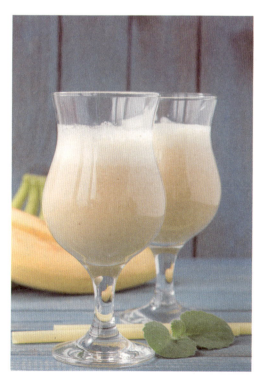

香蕉汁

🍲 材料

香蕉2根

🥄 做法

1. 将去掉皮的香蕉果肉切成片，备用。
2. 将香蕉片倒入榨汁机中，再倒入适量凉开水，启动榨汁机，将食材搅打成汁。
3. 将榨好的香蕉汁倒入杯中即可。

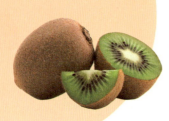

猕猴桃

猕猴桃富含维生素C、维生素A、叶酸。其维生素C的含量是苹果的10倍左右。冠心病患者免疫力较弱，需保证充足的维生素及微量元素的摄入，猕猴桃就是优良来源。

● 性味归经

性寒，味甘、酸。归胃、膀胱经。

● 食疗作用

猕猴桃有生津解热、调中下气、止渴利尿、滋补强身之功效。含有巯基蛋白酶和超氧化物歧化酶，具有养颜、提高冠心病患者免疫力、抗衰老、抗肿消炎的功能。它含有的血清素具有稳定冠心病患者情绪的作用。

● 选购保存

猕猴桃一定要选头尖尖的，像小鸡嘴巴的，不要选扁扁的像鸭子嘴巴的那种。真正熟了的猕猴桃整个果实都是非常软的，外皮颜色略深接近土黄色的，是日照充足的象征，这样的猕猴桃也更甜。猕猴桃整体软硬一致，如果一个部位过软，那么就是烂的。

● 护心指南

降低胆固醇，促进心脏健康：猕猴桃去皮切成小块，加3大匙白糖和1/4小匙的盐，搅拌均匀，腌渍1小时。小锅内放少许水，放入猕猴桃，大火煮开后转小火慢炖，煮好放凉后装瓶冷却，倒入蜂蜜，搅拌匀即可。猕猴桃含有丰富的维生素C，可强化免疫系统，促进伤口愈合和对铁的吸收，并起到降低冠心病、高血压疾病的发病率的作用。

猕猴桃香蕉汁

🍅 材料

猕猴桃2个，香蕉1根

😋 做法

1. 将猕猴桃洗净、去皮，切成小块，备用。
2. 将香蕉去皮，切块待用。
3. 将猕猴桃、香蕉放入榨汁机中，加入适量凉开水搅打成汁，倒入杯中即可。

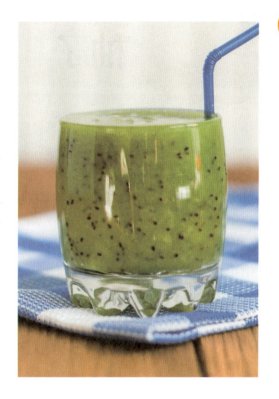

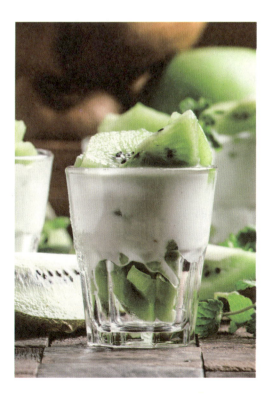

猕猴桃酸奶

🍅 材料

猕猴桃2个，酸奶1瓶

😋 做法

1. 猕猴桃洗净、去皮，切成小块，备用。
2. 取一个玻璃杯，倒入猕猴桃块，再倒入酸奶即可。

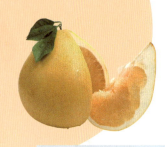

柚子

柚子富含糖苷类物质、胡萝卜素、维生素B_1、维生素B_2、维生素C、烟酸、钙、磷、铁及类胰岛素成分。它能降低冠心病患者血液中的胆固醇及血糖，且含有高血压患者必需的天然微量元素钾。

调理关键词

行气宽中、开胃消食

● 性味归经

性寒，味甘、酸。归肺、脾经。

● 食疗作用

柚子有助于下气、消食、醒酒、化痰、健脾、生津止渴、增食欲、增强毛细血管韧性、降低血脂等，对高血压患者有补益作用。此外，柚子有独特的降血糖功效，还可以美容。

● 选购保存

最好选择上尖下宽的柚子，表皮要薄而光润，质地有些软并且色泽呈淡绿或淡黄色的较好，还可以通过闻香气来鉴别，熟透了的柚子，芳香浓郁。可用手按压果实外皮，如果果皮下陷，则为质量不好的。柚子皮很厚，能储存较长时间，可以在阴凉通风处保存两周左右。

● 护心指南

❶ 降低血黏度、降血糖：柚子肉300克，榨汁后即可。

❷ 减少血栓的形成：金黄柚子皮100克，柚子肉300克，冰糖150克放入锅中，柚子皮切丝放在淡盐水中泡10分钟，注意柚子切得越细越好，将柚子肉搅碎一起熬干，但注意不能煳。

柚子雪梨汁

材料

雪梨1个，柚子1个

做法

1. 柚子去皮取肉；雪梨削皮去核，切成小块。
2. 把柚子肉与雪梨肉一起放入搅拌机中榨成汁。
3. 最后倒入杯中即可。

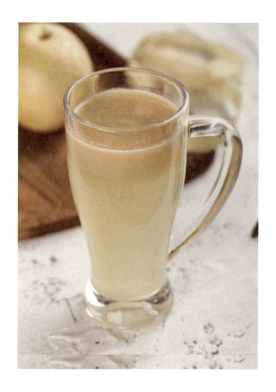

蜂蜜柚子茶

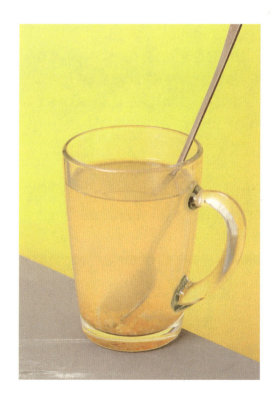

材料

柚子1个，冰糖50克，蜂蜜适量

做法

1. 柚子用水冲洗净，再用盐搓洗，取最外层皮，切成丝；取柚子肉，备用。
2. 把冰糖放在锅中，倒入适量清水加热至溶化。
3. 往锅中倒入柚子皮，稍煮片刻，再倒入柚子肉，继续烹煮，熬到有黏稠感后关火，放凉，加入适量蜂蜜拌匀，喝的时候取出兑水即可。

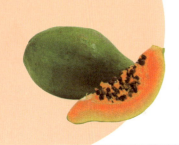

木瓜

木瓜含齐墩果酸、木瓜酚、皂苷、苹果酸、酒石酸、柠檬酸、维生素 C、黄酮类、鞣质等，能满足冠心病患者对丰富的膳食纤维的要求。

调理关键词

健胃消食、止痢

● 性味归经

性平、微寒，味甘。归肝、脾经。

● 食疗作用

木瓜在助冠心病患者消化之余还能消暑解渴、润肺止咳。它特有的木瓜酵素不仅能清心润肺，还可以帮助消化、治胃病。所含氨基酸种类多，水分较高，而热量很低，是冠心病患者的食疗佳品。

● 选购保存

木瓜现实现吃时应选瓜身全都黄透了的，轻轻地按瓜肚有微软感即是熟透了。瓜肚大证明木瓜肉厚，还可以看瓜蒂，如果是刚摘下来的木瓜，瓜蒂还会流出像牛奶一样的汁液。木瓜宜现买现吃，不宜冷藏。如果买到的是尚未成熟的木瓜，可以用纸包好，放在阴凉处1~2天后食用。

● 护心指南

❶ 有助于冠心病患者健脾消食，抗痉挛：雪梨和木瓜去皮去核切片。把猪肺放锅里炒一下。把所有材料放进锅里，大火烧开后再煲一个半小时即可。最后加盐调味。可增进冠心病患者的食欲，补充营养。

❷ 有助于冠心病患者补充营养：木瓜切块，平铺于碗底，鸡蛋打散，加红糖搅匀；牛奶用微波炉稍微加温，倒入蛋液内（牛奶和蛋液的比例为1∶4）；把牛奶蛋液倒入装木瓜的碗里放入锅内蒸熟即可。

木瓜香蕉菠萝汁

🍊 材料

木瓜半个，香蕉1根，菠萝肉适量

🥄 做法

1. 木瓜去皮，去子，将果肉切成小块；香蕉去皮，切段；菠萝肉切成小块。
2. 取榨汁机，倒入以上所有材料，再倒入适量凉开水，启动机器，榨成果汁即可。

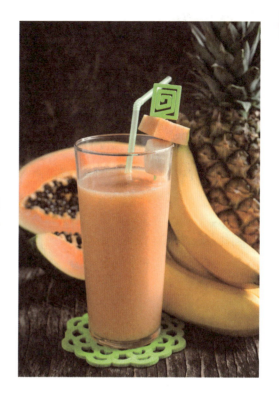

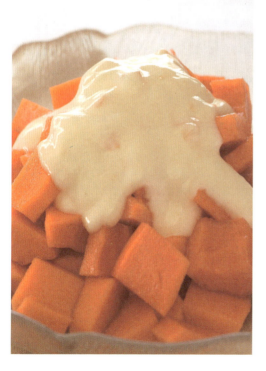

木瓜酸奶沙拉

🍊 材料

熟木瓜1个，酸奶1盒

🥄 做法

1. 熟木瓜去皮，切成小块，备用。
2. 取一大碗，放入木瓜，再倒上酸奶。
3. 搅拌均匀即可食用。

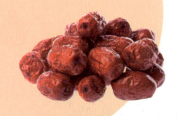

大枣

大枣能提高人体免疫力；大枣中丰富的维生素C，可使体内多余的胆固醇转变为胆汁酸，还能促进冠心病患者白细胞的生成，降低血清胆固醇。

> **调理关键词**
>
> 补益脾胃、滋养阴血

● 性味归经

味甘、性平。归脾、胃经。

● 食疗作用

大枣富含钙和铁，它们对防治冠心病患者骨质疏松、贫血有重要作用，对体虚的冠心病患者也有良好的滋补作用；大枣所含的芦丁，是一种可使血管软化，从而使血压降低的物质，对高血压有防治功效；大枣还可以抗过敏、除腥臭怪味、宁心安神、益智健脑、增强食欲。因此大枣对冠心病患者有十分理想的食疗作用。

● 选购保存

好的大枣皮色紫红，颗粒大而均匀，果形短壮圆整，皱纹少，痕迹浅；如果皱纹多，痕迹深，果形凹瘪，则属于肉质差和未成熟的鲜枣制成的干品；如果大枣蒂端有穿孔或有咖啡色、深褐色粉末，说明已被虫蛀；宜放于通风阴凉处保存。

● 护心指南

❶ 用于有过敏症的冠心病患者：大枣10枚(掰开)，大麦100克，加水，煎煮后服下，不加糖。

❷ 用于血虚的冠心病患者：水发木耳100克，大枣50克，白糖适量，锅内倒入适量的水，把木耳和大枣煮熟后，加入白糖调味即可。多吃可以补血，预防因贫血导致的晕眩等症状。

大枣枸杞子粥

🥣 材料

大枣5颗，枸杞子15克，大米50克

🍲 做法

1. 大米淘洗净；大枣、枸杞子洗净，备用。
2. 将大米倒入砂锅中，注入适量清水，大火煮沸后转小火煮至米粒开花。
3. 倒入大枣和枸杞子，继续煮至食材熟透即可。

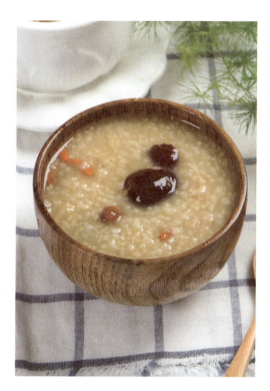

大枣枸杞子桂圆茶

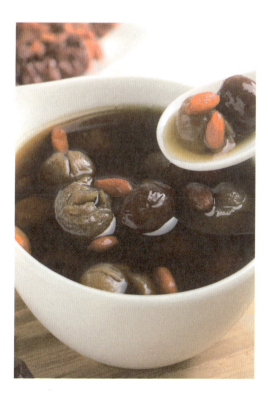

🥣 材料

大枣5颗，枸杞子15克，桂圆肉15克

🍲 做法

1. 大枣、枸杞子、桂圆肉洗净，备用。
2. 砂锅中倒入大枣、枸杞子、桂圆肉，注入适量清水，大火煮开后转小火煮至食材出味即可。

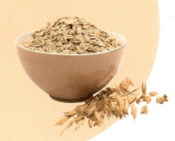

燕麦

燕麦含有亚油酸、蛋白质、脂肪、人体必需的八种氨基酸、维生素E及钙、磷、铁等营养元素，热量较低，能满足冠心病患者对丰富的氨基酸及微量元素的要求。

调理关键词

补脾益肝、健胃

● 性味归经

性温，味甘。归脾、心经。

● 食疗作用

燕麦具有健脾、益气、补虚、止汗、养胃、润肠的功效。燕麦对便秘及水肿等都有很好的辅助治疗作用，可增强人的体力、延年益寿。还可预防动脉硬化、脂肪肝、糖尿病、冠心病，而且还可以改善血液循环、缓解生活和工作带来的压力，还能降低胆固醇、预防心血管疾病，是冠心病患者理想的食疗品。

● 选购保存

应挑选大小均匀、质实饱满、有光泽的燕麦粒。密封后存放在阴凉干燥处。

● 护心指南

有助于冠心病患者降低血糖、补钙：准备燕麦片、糖粉、鸡蛋、香草精、盐、低筋面粉、黄油。黄油室温软化，用打蛋器打发至颜色变淡，加入糖粉打匀，分多次加入鸡蛋液，打发；加入适量的香草精、盐、低筋面粉拌匀，加入燕麦片；面团放入保鲜袋里，成型后的饼干放入烤盘中，在烤箱185℃下烘烤8~10分钟即可。

草莓燕麦奶昔

🥣 材料

草莓5颗，燕麦50克，酸奶1盒

🥄 做法

1. 将草莓洗净，去蒂，切成两半，备用。
2. 将草莓、燕麦、酸奶一起倒入榨汁机中，搅打成奶昔。
3. 倒入杯中即可。

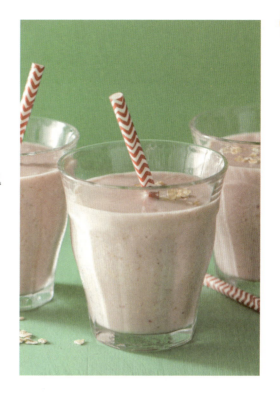

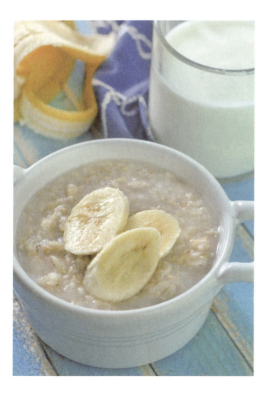

奶香燕麦粥

🥣 材料

燕麦片75克，香蕉1根，牛奶150毫升

🥄 做法

1. 汤锅中倒入牛奶，用大火烧开。
2. 倒入准备好的燕麦片，用锅勺搅拌均匀，至燕麦片熟软。
3. 把煮好的粥盛出，放上切好的香蕉片即可。

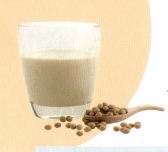

豆浆

豆浆含大豆皂素、异黄酮、大豆低聚糖等具有保健功能的特殊保健因子；其含有的豆固醇可降低体内胆固醇的含量，维持良好的代谢状态，是冠心病患者的保健佳品。

调理关键词

调理身体虚弱、营养不良

● 性味归经

味甘，性平；归肺、胃经。

● 食疗作用

豆浆的食疗功效非常好，它含有的植物雌激素可改善女性身体素质，延缓衰老，达到养颜美容的效果。它还是脑血管的"保健液"，可以预防中风。能调节人体的血糖，是冠心病患者极佳的食物。

● 选购保存

优质豆浆呈均匀一致的乳白色或淡黄色，有光泽，浆体质地细腻，无结块，稍有沉淀，具有豆浆固有的香气，无任何其他异味，味佳而纯正，无不良滋味；口感滑爽。次质豆浆呈白色，微有光泽且有大量的沉淀及杂质。

● 护心指南

防止血管硬化，预防心血管疾病：黄豆300克，水1000毫升。将黄豆洗净泡水8小时。泡过的黄豆放入榨汁机中，加入500毫升水，搅打成浆，取一纱布袋，将打好的豆浆倒入，将豆渣过滤掉。取一较深的锅，倒入500毫升的水与过滤后的豆浆，开大火将豆浆煮至冒大泡，再转小火续煮10分钟，直到溢出豆香味后熄火，过滤即可。

黄豆百合豆浆

🥚 材料

黄豆200克，鲜百合1个，白砂糖适量

🍲 做法

1. 黄豆洗净，用清水泡发一晚；鲜百合洗净，掰成片，备用。
2. 将泡发好的黄豆及百合片倒入豆浆机中，搅拌成豆浆并煮沸，过滤掉渣，并按个人喜好加入白砂糖调味。

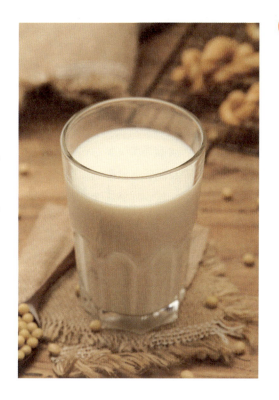

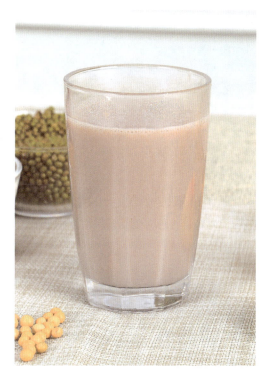

杂豆豆浆

🥚 材料

红豆50克，绿豆50克，黄豆50克，白砂糖适量

🍲 做法

1. 红豆、绿豆、黄豆分别洗净，用清水浸泡一晚，备用。
2. 将上述所有材料一起放进豆浆机，搅打成豆浆并煮沸，过滤掉渣，按个人喜好加入白砂糖调味即可。

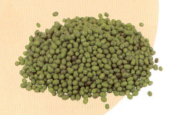

绿豆

绿豆中含有淀粉50%左右，仅次于禾谷类，纤维素含量较高且脂肪含量较低，主要含亚油酸和亚麻酸等不饱和脂肪酸；它富含维生素B_1、维生素B_2、钙、铁、磷等营养物质。

调理关键词

清热解暑、利尿、解毒

● 性味归经

味甘，性凉；归胃、心经。

● 食疗作用

绿豆清热解毒，能消暑益气、止渴利尿、补充水分和无机盐。可以抗过敏、抗菌抑菌，增强机体免疫功能。可降低血脂，能防治冠心病、心绞痛等疾病，可作为冠心病患者的保健佳品。

● 选购保存

要挑选无霉烂、无虫口、无变质的绿豆，新鲜的绿豆应是鲜绿色的，老的绿豆颜色会发黄。看绿豆是否被污染：一是看绿豆是否干瘪有皱纹，二是看绿豆是否有刺激性的化学气味。储存绿豆时，先把绿豆晒一下，用塑料袋装起来，再在袋里放几瓣大蒜。

● 护心指南

❶ 防止动脉粥样硬化：水发大米200克，水发百合50克，水发莲子50克，水发绿豆50克，冰糖20克。锅内加适量水烧开，加入大米、莲子、绿豆煮开后转中火煮半小时，再加入百合、冰糖煮5分钟即可。

❷ 降低血压和血清胆固醇：绿豆2小把，南瓜300克。绿豆洗净，用水泡半小时；锅中加入适量水，倒入绿豆大火烧开后转中火煮至绿豆熟软；南瓜削皮，去瓤，洗净，切成块，倒入锅中，煮到南瓜变软即可。

绿豆沙

材料
陈皮10克，绿豆100克，白砂糖适量

做法
1. 绿豆洗净，用清水浸泡3小时以上，备用。
2. 锅中注入适量清水烧热，放入洗净的陈皮，大火煮约3分钟，至汤汁微微变色。
3. 倒入泡发好的绿豆，煮沸后用小火续煮30分钟至绿豆熟烂，最后加入白砂糖调味即可。

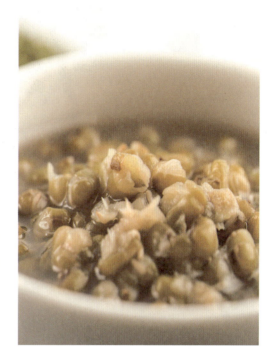

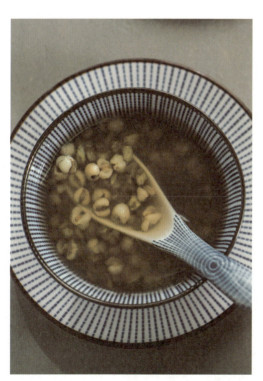

绿豆薏米粥

材料
水发绿豆150克，水发薏米100克，冰糖适量

做法
1. 砂锅中注入适量清水烧开，放入洗净的绿豆、薏米；盖上盖，煮沸后用小火煮约30分钟，至绿豆、薏米熟软。
2. 揭开盖，加入适量冰糖拌匀至溶化即可。

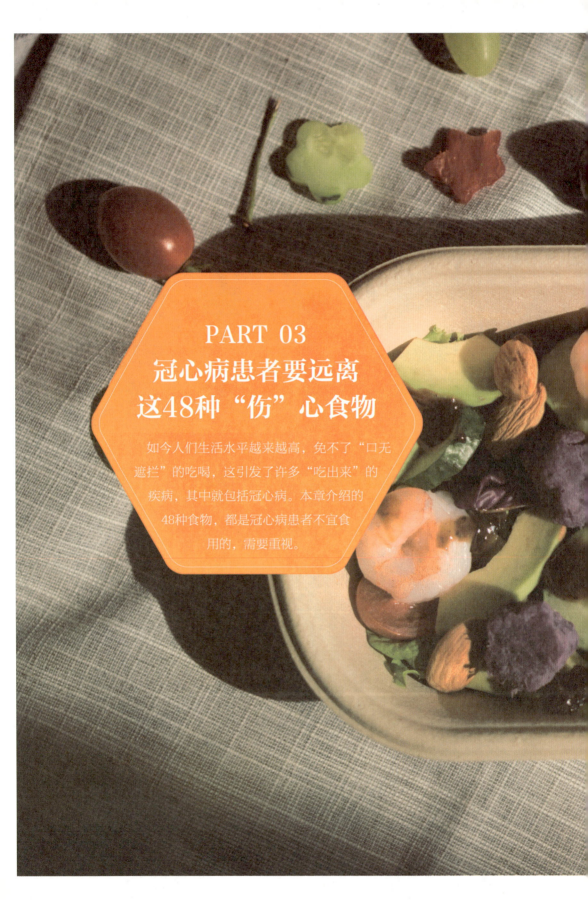

PART 03
冠心病患者要远离
这48种"伤"心食物

如今人们生活水平越来越高，免不了"口无遮拦"的吃喝，这引发了许多"吃出来"的疾病，其中就包括冠心病。本章介绍的48种食物，都是冠心病患者不宜食用的，需要重视。

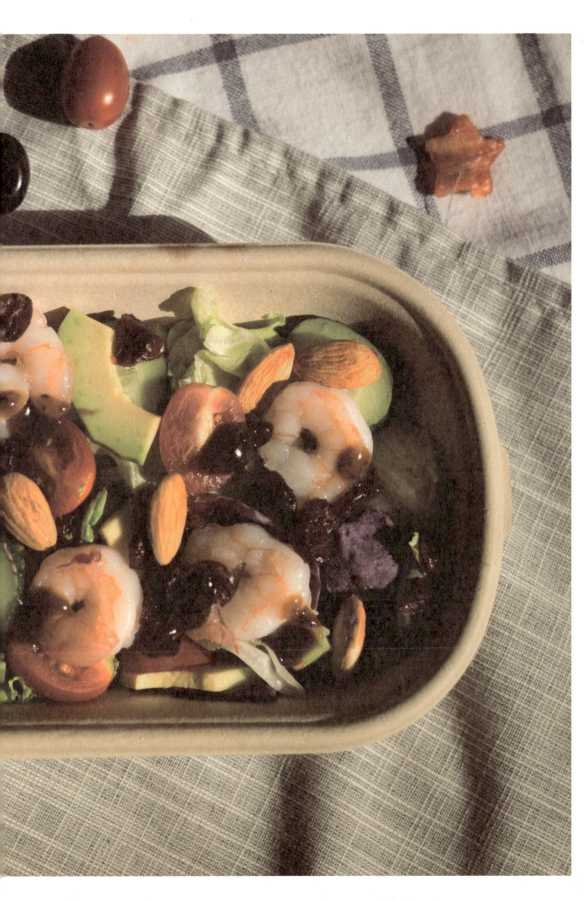

肥猪肉 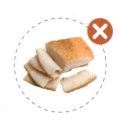 "伤"心原因

1.与其他肉类相比，肥猪肉的脂肪含量最高。长期大量进食肥猪肉，极有可能导致脂肪摄入过多，使人体蓄积过多脂肪，导致身体肥胖。冠心病主要是心脏的供血供氧不足引起的，而肥胖必将加重心脏负担，增加缺血缺氧的可能性。

2.肥猪肉中的油脂多为饱和脂肪酸，长期食用不仅会导致消化不良，还会与体内的胆固醇结合堆积于血管壁，导致管腔变窄。冠心病主要是冠状动脉硬化，使得管腔变窄所致，食用此类食物，无疑会加重病情。

猪蹄 "伤"心原因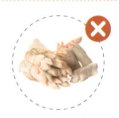

1.猪蹄对一般人而言是极佳的美容食物，但是对冠心病患者而言却是高危险食物，因为它的脂肪含量较高，且多为饱和脂肪酸，食用过多易导致肥胖，使血管管腔变窄，严重的会出现血管堵塞，从而出现血流运行不畅。而冠心病患者本身血管就不健康，食用此类食物后可能会引发心绞痛或心肌梗死。

2.猪蹄营养丰富，富含蛋白质及脂肪，食用过多不易消化吸收，对冠心病患者不利。

鹅肝 "伤"心原因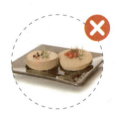

鹅肝属于高胆固醇食品，还含有大量的脂肪，且脂肪酸多为饱和脂肪酸，会增加人体中胆固醇的含量。过量的胆固醇易沉积于脉管壁，堵塞血管，不利血液循环，易导致动脉硬化的发生。动脉管腔变窄、血管硬化是导致冠心病发病的主要原因，食用此类食物显然对病情不利。

羊肉　"伤"心原因

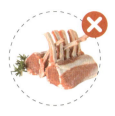

1.羊肉中脂肪和蛋白质的含量较高，食用过多不利于消化吸收。有中医观点认为，冠心病的发生与脾脏的状态不佳相关，因为脾主运化、升清，脾脏功能不强，易导致血液运化不力，久而久之易形成痰浊和血瘀，易导致血液运行不畅，从而出现组织缺血缺氧的现象。食用高蛋白食物后显然会加重脾脏负担，会加重冠心病患者病情。

2.羊肉是温补之品，也是温热食物，食用过多易耗损人体津液（唾液、血液等），对冠心病患者不利，故不宜食用。

烤鸭　"伤"心原因

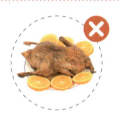

烤鸭的油脂含量非常之高，食用过多含油脂高的食物，易加重肠胃负担，引起消化不良。此外，还易导致脂肪颗粒堆积于血管壁上，堵塞血管，诱发动脉硬化。对冠心病患者而言，动脉硬化是导致其发病的主要原因，食用此类食物显然对病情不利。

腊肉　"伤"心原因

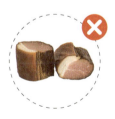

1.腊肉是高脂肪类食物，有数据显示，每100克腊肉中脂肪含量高达50％。不仅如此，腊肉中的胆固醇含量同样很高，长期食用高脂肪、高胆固醇的食物，极易引起动脉粥样硬化和心脑血管疾病。而动脉硬化是导致冠心病的最主要原因，故不宜食用。

2.腊肉是腌制品的一种，除有一般腌制品的危害外，还会升高血压。对冠心病患者而言，血管壁本就有损伤，血压升高后会使损伤更为严重，会加重病情。

火腿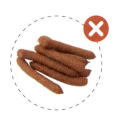

"伤"心原因

火腿是肉制品经过腌制而成的，在制作过程中大量使用氯化钠（食盐），长期摄入过多盐分会导致高血压和水肿，对血管壁有冲击作用。血管变窄、冠状动脉硬化是导致冠心病发病的主要原因，而食用此类食物会加重病情。

午餐肉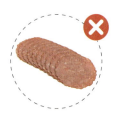

"伤"心原因

1.午餐肉是一种罐装压缩肉糜，属于加工类肉制品，有的加入了防腐剂，有的还添加了人工合成色素、香精、甜味剂等，长期食用对人体脏器功能损害较大，特别是对肝和肾的损伤较大，故不宜多食。

2.午餐肉盐分含量较高，食用后会升高血压，对冠心病患者来说，本就管腔变窄，血压有所偏高，食用后更不利于对血压的控制。

咸鱼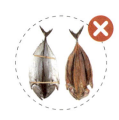

"伤"心原因

1.咸鱼是一种腌制品，所用的盐一般是粗盐，这种盐中含有较多的硝酸盐，硝酸盐在微生物的作用下，可形成亚硝酸盐。咸鱼中还含有大量的胺类物质，当亚硝酸盐与胺类物质相互作用时，就会形成亚硝胺。亚硝胺对身体损伤较大。

2.咸鱼含盐分较高，食用后易引起血管收缩，使血管渗透压升高，长期如此会导致高血压。对冠心病患者来说，高血压也是导致其发病的一个关键因素，故不宜多食。

蟹黄 "伤"心原因

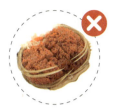

1.蟹黄中胆固醇含量较高，食用过多易引起消化道疾病，出现腹痛、腹泻等症状。此外，食用过多含胆固醇较高的食物，容易导致胆固醇在体内堆积，沉积于血管壁上，导致管腔变窄，血液运行不畅。冠心病主要是由冠脉管腔变窄使心肌得不到充足的营养所致，食用高胆固醇的食物会加重病情。

2.蟹黄属于寒凉食物。中医观点认为，冠心病的发生与痰浊、血瘀有关，而食用寒凉的食物后会加重血瘀的现象，故冠心病患者不宜食用。

松花蛋 "伤"心原因

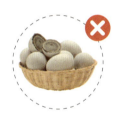

1.松花蛋含有重金属铅，少量食用可以，但食用过多容易引起铅中毒，出现智力低下、反应迟钝、多动、注意力不集中、听力下降、学习困难、运动失调、贫血、食欲低下等中毒症状。

2.松花蛋的蛋壳上含有大量的细菌，这些细菌可大量通过蛋壳的孔隙进入蛋内，吃了这样的松花蛋容易导致中毒，对人体健康不利。

黄油 "伤"心原因

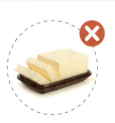

1.黄油的主要成分是脂肪，其热量极高，长期食用易导致肥胖。众所周知，肥胖是引发冠心病的一个重要因素。

2.黄油的脂肪含量高达80%，而油脂中的饱和脂肪酸含量达60%以上，还有30%左右为单不饱和脂肪酸。饱和脂肪酸易使血胆固醇含量升高，易导致胆固醇沉积于血管壁，堵塞血管，导致管腔变窄、血液运行不畅。对冠心病患者来说，食用黄油后还易引发心绞痛，甚至引发心肌梗死或心力衰竭。

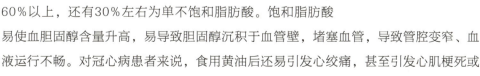

猪油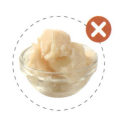

"伤" 心原因

1.猪油中饱和脂肪酸含量较高，长期食用易引起心血管疾病。大量研究表明，饱和脂肪酸可提高心血管疾病的发病率。此外，猪油中胆固醇含量也较高，食用过多易导致多余的胆固醇沉积于血管壁，从而使管腔变窄、血流循环受阻。而冠心病主要是冠状动脉硬化引起血流受阻，食用此类食物易引发心绞痛或心肌梗死。

2.猪油是一种高热量食物，长期食用极易导致肥胖，对冠心病患者不利。

榨菜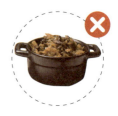

"伤" 心原因

1.榨菜属于腌制产品，食用过多易诱发高血压，加重心脏的负担，更为严重的是引发心力衰竭，出现全身浮肿及腹腔积液。冠心病患者食用后对病情不利。

2.榨菜在腌制过程中或多或少会产生一些亚硝酸盐。若长期食用过多，会增加代谢压力，故不宜多食。

黄豆酱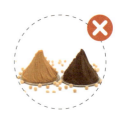

"伤" 心原因

1.黄豆酱是将黄豆研磨后发酵制作而成，整个过程处于无氧状态，在无氧的情况下很容易有肉毒杆菌生存和繁殖，而肉毒杆菌在繁殖过程中会产生肉毒毒素，若摄入过多会出现神经中毒症状，对人体健康不利。

2.黄豆酱的盐分含量较高，而且还有一定的刺激性，食用后能使血压升高，增加心脏负担，易加大心肌耗氧量。对冠心病患者来说，食用后易引发心绞痛或心肌梗死。

甜点　"伤"心原因

1.甜点属于高糖类食物，摄入过多高糖类食物，容易导致多余的糖分转化成脂肪堆积于皮下组织，从而引起肥胖。另外，糖类食物食用过多，容易使血压波动，也是心血管疾病发生的潜在诱因。对冠心病患者而言，肥胖和高血压是导致该病发生的一个重要因素，故不宜多食。

2.甜点除含糖量高之外，其他营养成分较少，食用过多势必会减少其他营养成分的吸收，对冠心病患者不利。

月饼　"伤"心原因

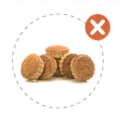

1.月饼含有大量的糖分，食用后会升高人体内的血糖，大量分泌胃酸，容易使血压升高。食用过量容易引发疾病，尤其是高脂血症、高血压、冠心病等患者食用月饼后，月饼中的糖类、脂质成分不但会增加血液的黏度，加重心脏缺血程度，诱发心肌梗死，还可引发急性胰腺炎，出现剧烈腹痛、胃痛等症状，对冠心病患者不利。

2.月饼热量较高，食用后不易消化吸收。对冠心病患者来说，不宜食用难消化的食物，否则会加重病情。

浓茶　"伤"心原因

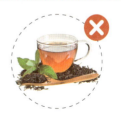

1.浓茶中含有浓度较高的咖啡因，有兴奋中枢神经的作用，可使心跳加快，从而升高血压，增加心脏和肾脏的负担。冠心病患者饮用后会加重心肌缺血缺氧现象，易引发心肌梗死。

2.浓茶中含有大量的鞣酸，鞣酸和食物中的蛋白质结合后生成不容易消化吸收的鞣酸蛋白，会增加肠胃负担，也会间接导致心脏耗氧量增加，对冠心病患者不利。

3.大量饮用浓茶后，鞣酸与铁的结合就会更加活跃，不利于人体对铁的吸收，从而导致缺铁性贫血，对冠心病患者不利。

辣椒  "伤" 心原因

1.辣椒具有一定的刺激性，其含有的辣椒素可使心跳加快、循环血液流速增快，使血压升高以及心肌耗氧量增加。对冠心病患者来说，由于冠状动脉管腔狭窄、血流运行不畅，心肌供血供氧不是很充分，食用此类食物后会加重其缺血缺氧的现象，易引发心绞痛或心肌梗死，严重的会导致心衰。

2.长期食用辣椒，容易导致便秘，对冠心病患者不利。

芥末 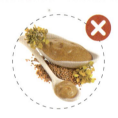 "伤" 心原因

1.芥末具有催泪性的强烈刺激性辣味，食用后可使人心跳加快、循环血液流速增快，易使血压升高，心脏负荷加大，从而使得心肌耗氧量加大。对冠心病患者来说，由于血管管腔变窄，心肌所需营养供应不充分，会加重心肌缺血缺氧的现象，易引发心绞痛或心肌梗死。

2.芥末是辛辣调味品，食用过多易积热生燥，易导致便秘，对冠心病患者不利。

蜂蜜 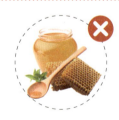 "伤" 心原因

1.有资料显示，100克蜂蜜含有糖类75.6克，含水22克，是一种典型的高糖、营养单一的食物。经常食用还会影响其他营养物质的吸收，不利于营养的均衡。而冠心病患者需要优质的营养，长期食用显然对其健康不利。

2.蜂蜜有助于改善血液循环，防止血管硬化，少量食用对心血管疾病患者有益，但因含较多糖分，多食会导致血糖水平升高，容易出现血管的病变，故冠心病患者不宜多食。此外，蜂蜜容易受肉毒杆菌感染产生肉毒毒素，对身体危害极大，所以不宜食用存放时间过长的蜂蜜。

方便面 "伤"心原因

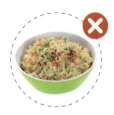

1.方便面油脂含量高，油脂经过氧化后变为"氧化脂质"，易积于血管或其他器官中，加速人的衰老，引起多种疾病。此外，方便面在制作过程中大量使用棕榈油，棕榈油含有的饱和脂肪酸可加速动脉硬化的形成。对冠心病患者来说，食用方便面会加重病情。

2.方便面盐含量偏高，而吃盐过多易患高血压，且会损害肾脏。血压升高除了会冲击血管壁，对血管壁造成损伤外，还会增加心脏的负担，加大心肌耗氧量，而冠心病患者本身血管壁就有损伤，心肌供氧不足，食用后无疑会加重病情。

比萨 "伤"心原因

1.比萨在制作过程中需要加入较多的盐和其他调味料，长期食用可引起血压升高，导致水肿。对冠心病患者而言，高血压是导致其发病的一个重要因素，故不宜食用。

2.比萨是用番茄酱、奶酪、黄油和其他配料烤制而成的，脂肪、胆固醇含量均较高，高血压、高脂血症、冠心病患者不宜食用。

冰激凌 "伤"心原因

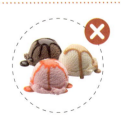

1.冰激凌多由奶油加工制作而成，奶油能增加血液的黏稠度，促进动脉硬化的形成，同时也会增加患冠心病、高血压、糖尿病的风险，还会降低记忆力。对冠心病患者来说，食用此类食物后易引发心绞痛或心肌梗死。

2.冰激凌是生冷类食品，食用过多对肠胃的刺激很大，不利于消化吸收，影响食欲。中医观点认为，冠心病的发生与痰浊、血瘀相关，食用生冷食物会加重血瘀现象，对健康不利。

咖啡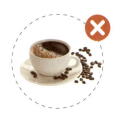

"伤"心原因

1.研究证明，咖啡的热量和脂肪含量均较高，长期饮用大量咖啡，咖啡豆里的咖啡白脂等物质可导致血清总胆固醇、低密度脂蛋白胆固醇以及三酰甘油水平升高，从而使血脂过高，进一步导致动脉硬化，而动脉硬化是引发冠心病的直接原因。另外，高脂血症是导致冠心病的关键因素。

2.咖啡含有咖啡因，饮用咖啡可使心率加快、血压升高，能刺激大脑皮质，使之处于兴奋状态。对冠心病患者而言，饮用兴奋性质的饮品会增加心肌耗氧量，对健康不利。

高糖饮料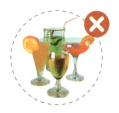

"伤"心原因

1.高糖饮料包括碳酸饮料、果汁等，其糖分含量相对较高。有研究表明，长期饮用高糖饮料的人易患肾结石，还能引发糖类代谢紊乱，导致糖尿病。对冠心病患者来说，食用糖类后易导致血压升高，会使心脏的耗氧量加大，从而易引发心绞痛或心肌梗死。

2.一般来说喝高糖饮料多的人，膳食纤维的摄入量通常较少，淀粉类主食和蛋白质也摄入较少，易导致营养吸收不均衡，对冠心病患者不利。

白酒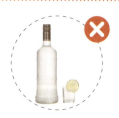

"伤"心原因

1.有关资料表明，少量饮用白酒可以降低患心血管疾病的概率，但饮用过量反而会增加其患病概率，所以适当地饮用白酒有助于预防心血管疾病的发生。但是已经患有高血压、冠心病者不宜饮用，因为饮用白酒会给血管壁造成伤害，对健康不利。

2.白酒是高热量的饮品，分解时会产生热量，但营养物质较少。长期过量饮用，不但会影响其他营养物质的吸收，导致食欲下降，而且还易损伤肠胃黏膜，对冠心病患者不利。

奶油 "伤"心原因

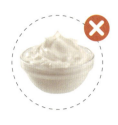

1.有关医学杂志报道，食用过多奶油，容易导致男性前列腺囊肿，影响泌尿生殖功能，故男性要少食。此外，奶油的热量和脂肪含量都很高，长期食用不利于控制体重，易导致肥胖。而引起冠心病的诸多因素中，肥胖是主要因素之一。

2.市售奶油多为植物奶油，含有大量的反式脂肪酸，能增加血液的黏稠度，加快动脉硬化的发生。

榴莲 "伤"心原因

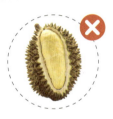

1.中医认为，榴莲性热而滞，食用过多能增加内热，可引发和加重头目涨痛、口苦咽干、大便秘结等症状。正常人一天不宜超过100克，而高胆固醇者、心脏病患者不宜食用。

2.榴莲的含糖量很高，多食容易引起糖类代谢紊乱，导致肥胖。过量的糖分还会在体内转化为三酰甘油，使血清三酰甘油浓度升高。此外，榴莲还含有大量的饱和脂肪酸，可使血液中的总胆固醇含量升高，会提高高脂血症的发病率，易导致动脉硬化的发生，而动脉硬化是导致冠心病的直接原因之一。

桂圆 "伤"心原因

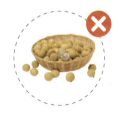

1.多食桂圆易导致"龙眼病"，即出现腹泻、流鼻血、口腔溃疡、口腔黏膜发炎、便秘等症状，故不宜多食。

2.桂圆属于湿热食物，食用过多容易滞气，有上火发炎症状者不宜多食，内有痰火或阴虚火旺，以及湿滞停饮者忌食。有中医观点认为，冠心病发病与痰浊和脾虚有关，食用过多的湿热之品会加重"脾湿困扰"的现象，也会加重痰浊、血瘀的现象，故冠心病患者不宜多吃。

冷饮 "伤"心原因

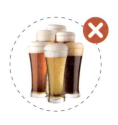

1.冷饮的主要成分是水，若饮用过量，过冷的水会严重影响消化液的分泌和肠胃的功能。另外，冷饮是寒凉的饮品，有中医观点认为冠心病与痰浊血瘀有关，饮用寒凉性质的饮品会增加血瘀的现象，对健康不利。

2.冷饮因为水的成分较多，过多的水要从肾脏过滤排出，饮用过量会加重肾脏的负担，严重者会出现肾炎及肾衰竭的现象，对冠心病患者不利。

碳酸饮料 "伤"心原因

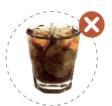

1.碳酸饮料含有添加剂，而添加剂里含多种有机酸，能分解钙质，进而侵蚀牙齿，饮用过量对牙齿不好。

2.碳酸饮料含有大量的二氧化碳，饮用过量会刺激肠胃，极易引起腹胀，导致肠胃功能紊乱，对冠心病患者不利。

3.碳酸饮料中糖的含量较高，摄入过多易发胖，容易引发高血压、高脂血症等，对冠心病患者健康不利。

薯片 "伤"心原因

1.薯片属于高温油炸类食物，含有一定量的丙烯酰胺，而丙烯酰胺对人体健康危害较大，故不宜多食。

2.薯片中油脂的含量极高，而油脂的成分主要是反式脂肪酸，能增加血液的黏稠度，增加低密度脂蛋白的含量，易导致高脂血症，从而促进动脉粥样硬化的发生。对冠心病患者来说，动脉粥样硬化是导致发病的直接原因，故不宜多食。

麦芽糖　"伤"心原因

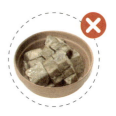

1.麦芽糖也叫饴糖，是甜食的一种，食用过多容易引起视神经炎。因为糖在人体内代谢需要消耗大量的维生素B$_1$，而维生素B$_1$的缺乏是导致视神经炎的最主要原因，经常大量进食甜食，既会导致眼睛疲劳，又会影响视神经的正常功能，故不宜多食。

2.一般而言，冠心病患者不宜食用含糖量高的食物，否则会引起血糖升高、血压波动，如此会增加心脏负担，加剧心肌缺氧，对冠心病患者不利。

臭豆腐　"伤"心原因

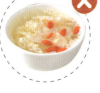

1.豆腐在发酵过程中会产生甲胺、腐胺、色胺等胺类物质以及硫化氢，它们具有一股特殊的臭味和很强的挥发性，多吃对健康无益。

2.臭豆腐是发酵的豆制食品，发酵后期易受其他细菌污染，其中还有致病菌，食用过多容易引起胃肠疾病。

3.臭豆腐是一种油炸类食物，其油脂含量高，食用后会加重肠胃负担。对冠心病患者来说，食用油炸类食物会加重心肌缺血缺氧的现象，对病情不利。

醪糟　"伤"心原因

1.醪糟富含碳水化合物及糖类，食用后容易产生饱腹感，食用过多易引起腹胀、腹痛等症状，故不宜多食。

2.醪糟的主要成分为糯米，而糯米腻滞，不易消化。对冠心病患者而言，不宜食用难消化的食物，因为食用后会间接地引起心肌耗血耗氧量加剧，对病情不利。

3.醪糟含有酒精，对冠心病患者而言，不宜食用含酒精的食物。

荔枝

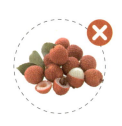

1.食用过多荔枝会出现头昏、大汗、全身无力以及腹胀、频繁肚痛等症状，有的还会感觉到口渴和饥饿，症状重的会出现抽搐、面瘫、四肢瘫痪、心律不齐及血压下降，甚至昏迷等，不宜多食。

2.由于荔枝含糖量较高，一般人一天不宜超过300克。对冠心病患者而言，不宜食用过多含糖量高的食物，容易引起血压波动，对病情不利。

巧克力

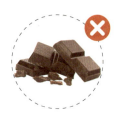

1.食用过多容易引起胃酸分泌过多，对健康不利。

2.巧克力含有酪胺，酪胺是一种活性酸，食用过多容易引起头痛。因为此类物质会导致人体产生能收缩血管的物质，而血管又在不停地扩张以抵抗这种收缩，从而出现头疼。

3.巧克力是一种高脂肪和高热量的食物，食用过多易导致肥胖，而且还可能诱发心血管疾病及动脉硬化。而动脉硬化是导致冠心病的直接原因之一，故不宜食用。

白糖

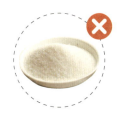

1.白糖能为人体提供热量，食用过多容易引发肥胖、动脉硬化、高脂血症、糖尿病以及龋齿等疾病，严重危害人体健康，故冠心病患者不宜多食。

2.白糖不宜多吃，特别是空腹时大量吃糖会使血糖突然增高，破坏体内各种有益微生物的平衡，不利于人体健康。

3.白糖是高热量食物，但是营养成分较少，长期食用容易导致营养缺乏，对健康不利。

沙琪玛 　"伤"心原因

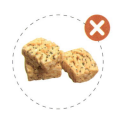

1.沙琪玛属于油炸类食物，油炸类食物除了油脂含量高之外，还不易消化吸收。对冠心病患者来说，其血管管腔较窄，食用油脂含量高的食物后，过多的油脂会沉积于血管壁，从而堵塞管腔加重病情，易引发心绞痛或心肌梗死等。

2.沙琪玛含糖量较高，过多食用易使血压波动，易升高血压，从而增加心脏的负担。对冠心病患者不利。

甘蔗 　"伤"心原因

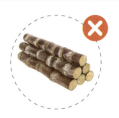

1.有医书记载，甘蔗多食或久食，"善发湿火，为痰、胀、呕、嗽之疾"，故痰多之人不宜多食。有中医观点认为，冠心病与痰浊和血瘀有关，食用此类食物后显然对患者不利。

2.甘蔗含糖量较高，过多食用含糖量高的食物后易导致血糖升高，血压波动。对冠心病患者来说，一旦血压出现波动，就会对动脉血管进一步造成损伤，也会增加心脏负担。

豆蔻 　"伤"心原因

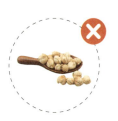

豆蔻是辛辣刺激性香料，一般作为卤料使用，食用此类食物后能加速心跳，使血压升高。对冠心病患者来说，心跳加快和血压升高都会给心脏带来负担，会加剧心肌缺血缺氧的现象。故不宜食用。

马蹄

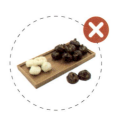

马蹄是寒凉性质的食物，脾胃虚寒或有瘀血的人群不宜食用。对冠心病患者来说，中医认为与脾虚及血瘀有关，因为脾主运化，脾脏虚弱，就会导致血液运化不利、痰浊和血瘀，食用此类食物后，会加重冠心病的病情。

西蓝花

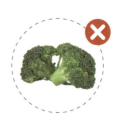

1.西蓝花的粗纤维成分含量较高，过多食用后易增加肠胃负担，不易消化吸收。对冠心病患者来说，不宜食用难消化吸收的食物，因为食用后会间接引起心脏的耗氧量加大，而冠心病患者本身心肌供血和供氧不够充分，食用后易引发心绞痛。

2.西蓝花是寒凉性食物，有中医观点认为冠心病的发生与痰浊及血瘀有关，食用寒凉性质的食物后，会加重血瘀的现象。

果酱

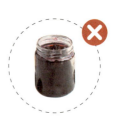

果酱是把水果、糖及酸度调节剂混合经高温熬制而成的，除了水果中的果糖外，还加入了砂糖、蜂蜜等，含糖量极高，食用过多容易使人发胖，还不利血糖控制。一般来说，肥胖易增加患冠心病的概率，故不宜多食。

咖喱粉 "伤"心原因

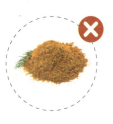

咖喱粉有辛辣刺激性味道，具有一定的兴奋性，食用后能使心跳加快、血压升高，而心跳加快会增加心肌的耗氧量。对冠心病患者来说，由于冠状动脉硬化，血管管腔变窄，心肌供血供氧不充分，食用此类食物后，会加重心肌缺血缺氧的现象。

鱼露 "伤"心原因

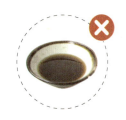

1.经研究发现，鱼露中含有多种亚硝胺类物质，亚硝胺类物质能阻断红细胞运输氧气的能力，会导致组织缺氧而坏死，而冠心病患者，由于冠状动脉管腔狭窄或堵塞，导致心肌供血供氧不足，食用此类食物无疑会加重缺氧的症状，易导致心力衰竭。

2.鱼露的含钠量极高，长期食用易使血压升高，而高血压是引发冠心病的危险因素之一，故不宜食用。

萝卜干 "伤"心原因

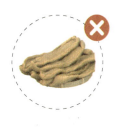

萝卜干属于腌制品，在腌制的过程中加入了大量盐，所以钠含量高，而钠的摄取量与高血压的罹患率呈正比关系，过多的钠盐在体内堆积，可使血管紧张素Ⅰ向血管紧张素Ⅱ转化，使血管收缩，从而使血压升高，加重心脏的负担，对冠心病患者大为不利。

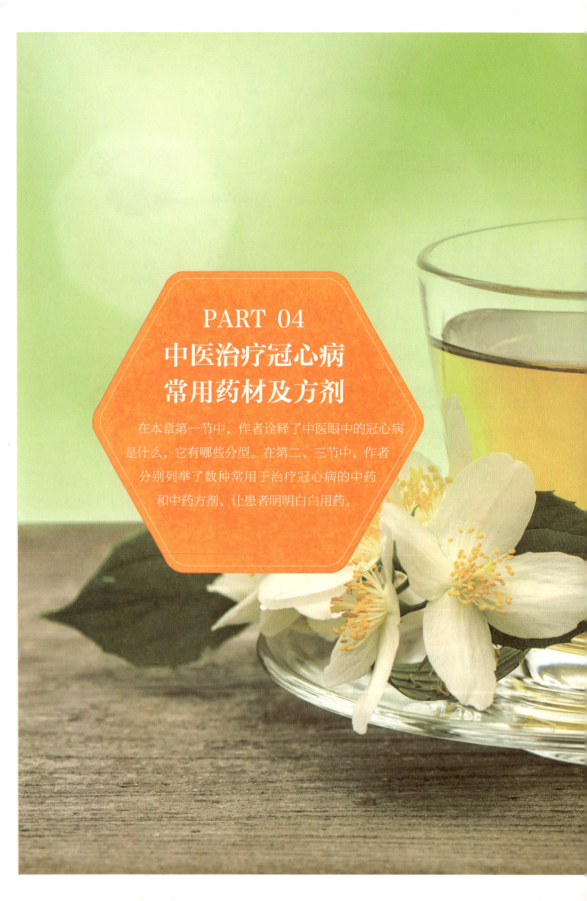

PART 04
中医治疗冠心病常用药材及方剂

在本章第一节中，作者诠释了中医眼中的冠心病是什么，它有哪些分型。在第二、三节中，作者分别列举了数种常用于治疗冠心病的中药和中药方剂，让患者明明白白用药。

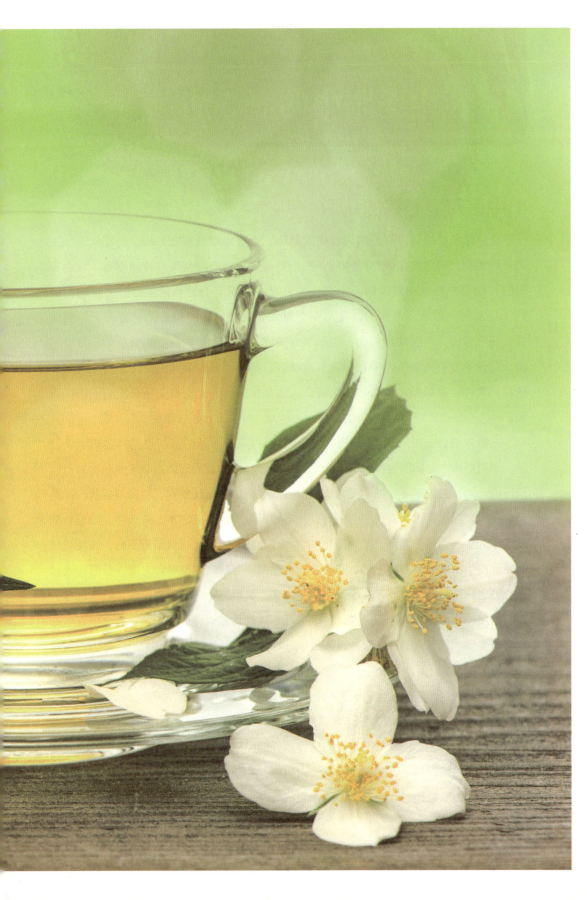

一、中医眼中的冠心病

1.中医对冠心病的认识

从中医理论来讲，冠心病属心痛的范畴。心痛是指以胸痛憋闷、心悸气短为主的一种疾病。轻者胸闷或胸部隐痛，发作短暂；重者心痛彻骨，背痛彻心，喘息不得卧，痛引左肩或左臂内侧。中医认为，冠心病属于心脏与营养心脏之脉络的疾病，其发病原因是多方面的，又与整个身体变化有密切的关系。主要由于年老体衰，正气亏虚，脏腑功能损伤，阴阳气血失调，加上七情内伤、饮食不节、寒冷刺激、劳逸失度等因素的影响，导致气滞血瘀、胸阳不振、痰浊内生，使心脉痹阻而致病。其中，脏腑经络气血功能失调、人体阴平阳秘的平衡被破坏是发病的内在原因。

一般来说，一脏之损会波及其他脏腑，反过来被波及的脏腑也同样会影响该脏器。即冠心病在发病的过程中肝、心、脾、肺、肾都会受损。因为心主血脉，为气血运行的动力，心气不足，推动无力则出现气滞血瘀，故出现胸闷、心痛等症状。《黄帝内经·素问·痹论》云："心痹者，脉不通。"脾为后天之本，主运化，如过食油腻肥厚的食物，损伤脾胃，以致运化失常，变生痰浊脂液，气血运行受阻，致使气结血凝而发生胸痛。再者肺主气、司呼吸，主肃降，若肺气虚或肃降失常，从而导致营养心脏之脉络气机郁滞而致血瘀，则发生本病。又暴怒生气，肝失疏泄，肝气郁滞，亦可诱发心绞痛。肾为先天之本，肾阳虚则不能鼓舞其他脏器的阳气，就会使其他脏器功能受损，从而诱发心绞痛。导致冠心病的主要因素有：

（1）年龄因素。一般来说，40岁以上的中老年人脏气已虚，特别是肾虚更为明显。《黄帝内经·素问·上古天真论》说："五七，阳明脉衰，面始憔，发始堕……五八，肾气衰，发堕齿槁。"《金匮要略》云："阳微阴弦，即胸痹而痛，所以然者，责其极虚也。"所谓阳微是说阳气虚少，而阴弦则代表寒邪气盛。阳虚是因，阴盛是果。《诸病源候论》有云："若诸阳气虚，少阴之经气逆，谓之阳虚阴厥，亦令心痛，其痛引喉是也。"因心主血脉，阳气有亏，则导致血液运行不畅，便引发心痛

（）心悸怔忡。所以说脏腑功能衰退，致胸阳不足，阴邪上乘阳位，二者相互搏结，而致胸痹之病。

（2）**情志因素**。人的七情（喜、怒、忧、思、悲、恐、惊）过用，都可引起发病，但主要是因为生气恼怒或忧思气结。《黄帝内经》云："怒则气上，思则气结。"《黄帝内经·灵枢·口问》云："忧思则心系急，心系急则气道约，约则不利。"气与血的关系是相互为用、相辅相成的，因气为血帅，血为气母，气行则血行，气滞则血瘀，尤其是已经患有心脉瘀滞之患者，由于生气恼怒、气机逆乱，或忧思气结、气机郁滞，于是气血循行不畅。若出现心脉瘀滞不通，则发心痛。严重者心脉痹阻不通而发生心肌梗死，甚则危及生命。因此，冠心病患者要心胸宽阔，遇事不怒，平时保持和悦的心境，对病情恢复大有裨益。

（3）**劳倦伤气**。《黄帝内经·灵枢·百病始生》云："劳则气耗。"过劳使心脏负荷加重，过度劳倦则消耗元气，元气虚则心气自虚，心气虚则推动血液运行无力，尤其是营养心脏之正经及支别脉络已有瘀浊阻滞者，气血循行不畅，耗气之后，心气无力推动血脉循行，日久气血痹阻不通，则猝然心痛。

（4）**寒邪内袭**。人生于天地之间，自然气候的变化与人体息息相关，外界气温的变化，必然影响人体。因气血在体内循行时热则流畅，寒则凝滞，当寒邪侵袭人体时，必定影响经脉气血运行。《黄帝内经·素问·举痛论》云："经脉流行不止，环周不休。寒气入经而稽迟，泣而不行，客于脉外则血少，客于脉中则气不通。"由于寒冷致使经脉挛缩绌急，气血循行不畅，营养心之经脉出现瘀滞之病变，故而发生心痛。

（5）**饥饱失度**。《黄帝内经》有云："饮食自倍，肠胃乃伤。"所以饮食饥饱失度，易损伤脾胃之气，脾气虚则子盗母气，又因心生脾，所以致心气虚，心气虚则推动血液循行不利，而诱发本病。又《黄帝内经·素问·平人气象论》云："胃之大络，名曰虚里……出于左乳之下，其动应衣，脉宗气也。"所以胃气伤则脉宗气受损。所谓"脉宗气"实指心脏之气，心气受损，就会导致心气推动血液运行无力，尤其影响营养心脏之脉络气血瘀滞不通时，则猝发心痛。

总的来说，内因是发病的基础，外因是发病的条件。冠心病的病理变化为"本虚标实，虚实夹杂"之证。其本虚可有气虚、血虚、阳虚，标实为血瘀、痰浊、气滞、寒凝。急性期以标实为主，缓解期则以本虚为主，应标本兼治。

2.中医对冠心病的分型论治

（1）痰阻心脉证

证候： 胸闷重而心痛微，痰多气短，肢体沉重，形体肥胖，遇阴雨天易发作或加重，伴有倦怠乏力，纳呆便溏，咯吐痰涎，舌体胖大且边有齿痕、苔浊腻或白滑，脉滑。

证机概要： 饮食不节，恣食肥厚甘腻，或忧思伤脾，运化失司，聚湿成痰，痰浊盘踞，胸阳痹阻失展，气机痹阻，脉络阻滞。

治法： 通阳泄浊，豁痰宣痹、开结。

方药： 栝楼薤白半夏汤加味。

组成： 栝楼12克，薤白12克，法半夏10克，枳实12克，石菖蒲12克，桂枝10克，干姜10克，细辛3克。

加味： 若痰蕴化热，咳痰黏稠、色黄，大便干，苔黄腻，脉滑数者，加黄连10克，天竺黄12克，竹茹12克，以清热化痰；若痰阻气机，气滞血瘀，胸部刺痛，舌紫暗者，加郁金12克，川芎12克，丹参15克，以理气活血，化瘀通脉；若痰扰清窍，眩晕，肢体麻木者，加天麻15克，竹茹12克，以祛痰、熄风、定眩。

（2）气滞心胸证

证候： 心胸满闷，隐痛阵发，痛无定处，时欲太息，遇情志不遂时容易诱发或加

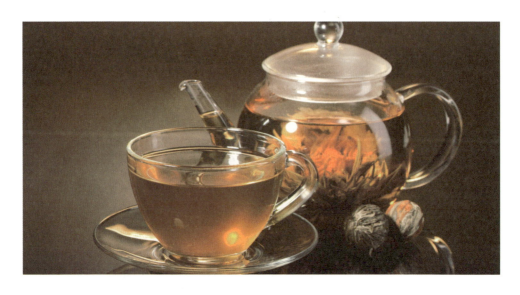

重，或兼有脘腹胀闷，得嗳气则舒，苔薄或薄腻，脉细弦。

证机概要：情志抑郁，或郁怒伤肝，肝失疏泄，气机瘀滞，心脉痹阻。

治法：疏肝理气，活血通络，调畅心脉。

方药：柴胡疏肝散加减。

组成：柴胡10克，枳壳10克，香附子10克，川芎8克，郁金10克，延胡索10克，炙甘草3克。

加减：若气郁日久化热，心烦易怒，口干便秘，舌红苔黄，脉数者，加牡丹皮10克，栀子10克，夏枯草15克，以疏肝清热；若气滞日久，兼有血瘀，胸闷心痛甚者，加檀香5克，丹参15克，砂仁6克（后下），以活血化瘀、止痛。

（3）心血瘀阻证

证候：心胸疼痛，心痛如刺如绞，痛有定处，入夜为甚，甚则心痛彻背，背痛彻心，或痛引肩背，伴有胸闷，日久不愈，可因暴怒、劳累加剧，舌质紫暗、舌有瘀斑、苔薄，脉涩或结代。

证机概要：血行瘀滞，血瘀内停，胸阳痹阻，心脉瘀阻、不畅。

治法：活血化瘀，通脉止痛。

方药：血府逐瘀汤合失笑散加减。

组成：桃仁12克，红花12克，川芎10克，赤芍12克，当归12克，生地黄12克，牛膝12克，柴胡6克，枳壳6克，桔梗3克，甘草3克，蒲黄10克（包煎），五灵脂12克（包煎）。

加减：兼气滞胁胀，喜叹息者，加香附子12克，檀香5克，以理气止痛；兼气虚，动则痛甚者，加黄芪30克，党参12克，白术12克，以补中益气；若瘀血甚者，胸痛剧烈者加乳香10克，没药10克，延胡索12克，降香10克，丹参12克，以加强活血止痛的作用。

（4）寒凝心脉证

证候：猝然心痛如绞，心痛彻背，喘息不得平卧，多因气候骤冷或突感风寒而发病或加重，伴肢冷，甚至手足不温，冷汗不出，胸闷气短、心悸、脸色苍白，苔薄白，脉沉紧或沉细。

证机概要：素体阳虚，阴寒凝滞，寒邪内侵，气血痹阻，胸阳不振，心脉不畅。

治法：辛温散寒，通阳止痛。

方药：栝楼薤白桂枝汤合当归四逆汤加减。

组成：栝楼10克，薤白10克，桂枝10克，当归12克，细辛3克，白芍15克，通草3克，丹参12克，郁金12克，甘草3克。

加减：畏寒肢冷者，加附子10克（先煎），干姜6克，巴戟天12克，以温经散寒、止痛；若瘀血较重，胸部刺痛，舌质暗滞者，加川芎10克，延胡索12克，桃仁12克，红花12克，以活血止痛；若痰浊痹阻，咳吐痰涎者，加陈皮10克，杏仁9克，以宣肺祛痰。

（5）心气亏虚证

证候：心胸隐痛，时作时休，心悸气短，动则益甚，伴倦怠无力，声息低微，面色发白，易汗出，舌质绛红、舌体胖而边有齿痕、苔薄白，脉虚细缓或结代。

证机概要：心气不足，鼓动无力，阴血亏耗，血行瘀滞，心脉不畅。

治法：补益心气，活血通脉。

方药：保元汤加减。

组成：黄芪15克，党参10克，山药15克，炒白术12克，茯苓15克，炙甘草3克，生姜3克。

加减：若唇舌紫暗者，加丹参12克，当归12克，以活血通脉；心阴不足，口渴咽干，心烦失眠者，加酸枣仁30克，麦冬15克，玉竹12克，黄精12克，以益气养阴；若心火上扰，心悸心烦，失眠多梦，口舌生疮者，加黄连10克，炒栀子10克，菊花10克，以清心宁神。

（6）心阴不足证

证候：心疼憋闷、心悸盗汗，五心烦热，虚烦不寐，腰膝酸软，头晕耳鸣，口干便秘，舌红少津。苔少或花剥，脉细数或促代。

证机概要：水不济火，虚热内灼，心阴不足，心失所养，血脉不畅。

治法：滋阴清火，养心和络，润脉止痛。

方药：生脉散合天王补心丹加减。

组成：太子参12克，麦冬10克，五味子6克，生地黄12克，玄参15克，天冬12克，丹参12克，当归12克，茯苓12克，柏子仁12克，炒酸枣仁12克，远志10克。

加减：若肾阴虚，腰膝酸软者，加熟地黄12克，桑葚子12克，女贞子12克，以滋肾养阴、清热；若阴虚阳亢，风阳上扰，头晕目眩，肢体麻木者，加珍珠母30克（先煎），磁石30克（先煎），石决明15克（先煎），以重镇潜阳、熄风；若胸闷刺痛，痛有定处者，加五灵脂10克（包煎），以活血通络、止痛。

（7）心肾阳虚证

证候： 心悸而痛，胸闷气短，动则而甚，自汗，面色发白，神倦怯寒，四肢欠温或肿胀，舌质淡胖、边有齿痕、苔白或腻，脉沉细迟。

证机概要： 阳气虚衰，失于温运，胸阳不振，气机痹阻，血行瘀滞。

治法： 补肾助阳，温补阳气，振奋心阳，温通心脉。

方药： 参附汤合桂枝甘草汤加减。

组成： 党参15克，附子10克（先煎），桂枝10克，干姜10克，炒白术12克，炙甘草6克。

加减： 若心痛较剧者，加蜀椒1克，荜拨10克，细辛3克，赤石脂12克，乳香10克，没药10克，以温阳散寒、理气活血；若水肿，喘促心悸者，加茯苓30克，猪苓15克，益母草15克，泽泻10克，以活血利水、消肿；若手足厥逆者，宜用四逆加人参汤（附子、干姜、甘草、人参），以温阳益气、回阳救逆。

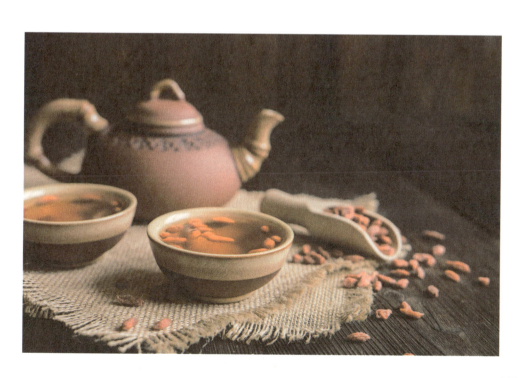

二、中医治疗
冠心病的常用药材

党参

别名

潞党参、上党人参、狮头参、中灵草。

性味归经

性平，味甘；归脾、肺经。

功效主治

党参可健脾益肺，养血生津。中气不足所致体虚倦怠、食少便溏，可与黄芪、白术同用以补脾益肺；肺气亏虚所致咳嗽气促、语声低弱，与黄芪、五味子同用以益肺止咳平喘；气津两伤所致气短口渴，可与麦冬、五味子同用以养阴生津；气血双亏所致面色萎黄、头晕心悸，可与当归、熟地黄同用以生津养血。

选购保存

以条粗壮、皮松肉紧、狮子盘头较大、横纹多、味香甜、嚼之无渣者为佳。置通风干燥处，防蛀。

保健指南

生津补血、健脾益肺，用于冠心病：党参20克。水煎服，每日1剂，连服2周，可增加心肌收缩力，改善左心室舒张功能，增加左心室舒张期充盈度。

使用宜忌

常用量9~30克。不宜与藜芦同用。党参熬膏可治疗产妇贫血；党参20~60克，水煎服，可治疗功能性子宫出血。

人参

• 别名

人衔、鬼盖、棒槌、土精、神草、黄参、地精。

• 性味归经

性温，味甘、微苦；归肺、脾经。

• 功效主治

人参大补元气，复脉固脱，补脾益肺，生津养血，安神益智。用于体虚欲脱，肢冷脉微，脾虚食少，肺虚喘咳，津伤口渴，内热消渴，气血亏虚，久病虚羸，惊悸失眠，阳痿宫冷。

• 选购保存

以根粗、体丰、纹细、芦头长、坚韧不断、气香、味微苦者为佳。置阴凉干燥处，密闭保存，防蛀。

• 保健指南

❶ 温阳益气散寒，活血通脉止痛：生黄芪30克，桂枝、白芍、淫羊藿、菟丝子各15克，人参、附子、川芎、生甘草、巴戟天各10克。水煎服，每日1剂，分2~3次服用。

❷ 主治脾胃虚弱、呼吸短促、容颜憔悴、形气两虚：麦门冬0.6克，当归身、人参各0.9克，炙甘草、白芍、黄芪各3克，五味子5个。上药嚼咀，分作二服。每服用水300毫升，煎至150毫升，去滓，稍热服。

• 使用宜忌

常用量3~9克，另煎兑服；也可研粉吞服，一次2克，一日2次。人参不宜与藜芦、五灵脂、莱菔子同用。人参忌茶。实证、热证而正气不虚者禁用人参。

西洋参

● 别名

西洋人参、西参、洋参、花旗参。

● 性味归经

性凉，味甘、微苦；归胃、肺经。

● 功效主治

西洋参可补气养阴，清热生津。阴虚火旺的喘咳痰血证，常与知母、川贝、阿胶同用以养阴清肺止血；热病气阴两伤、烦倦、口渴，常与麦冬、鲜石斛同用以养阴清热生津。西洋参多用于气虚阴亏，虚热烦倦，咳喘痰血，内热消渴，口燥咽干。

● 选购保存

以根条均匀、质硬、表面横纹紧密、气香味浓者为佳。置阴凉干燥处，密闭，防蛀。

● 保健指南

❶ 治疗心绞痛：西洋参、川三七、鸡内金、琥珀、珍珠粉各10克，人工麝香0.3克。上药共研细末，调匀。每次2克，每日服2~3次。

❷ 养阴生津、益气补血：黄芪30克，西洋参、炙甘草、五味子、白术、当归、麦冬、玉竹、黄精各10克。水煎服，每日1剂，早晚分服。

● 使用宜忌

常用量3~6克，另煎兑服。不宜与藜芦同用。

黄芪

别名

箭蓍、黄耆、黄蓍。

性味归经

性微温，味甘；归脾、肺经。

功效主治

黄芪可补气升阳，主治脾胃气虚证、中气下陷证；黄芪亦可益卫固表，主治肺气虚、表虚自汗且外感者；亦能利水消肿，主治气虚浮肿、小便不利；还能托毒生肌，主治气血不足、脓不成溃、久溃不敛。

选购保存

以根条干燥粗长、皱纹少、质地坚而绵、断面黄白色、粉性足、味甜者为佳。置通风干燥处，防潮，防蛀。

保健指南

❶ 益气活血，理气化痰：生黄芪30克，郁金、党参各15克，青皮12克，太子参、菖蒲、丝瓜络各10克，大枣10枚。水煎服，每日1剂，早晚分服。
❷ 补气益血、活血通络，用于治疗冠心病日久气阴两虚：黄芪30克，党参、丹参各20克，当归、红花各15克，川芎10克。水煎服，每日1剂，分2~3次服用。

使用宜忌

煎服常用量9~30克，大剂量30~60克。凡表实邪盛，内有积滞，阴虚阳亢，疮疡阳证、实证等均不宜使用。

黄精

- **别名**

鸡头黄精、黄鸡菜。

- **性味归经**

性平，味甘；归脾、肺、肾经。

- **功效主治**

补气养阴，健脾，润肺，益肾。用于体虚乏力，心悸气短，以及干咳无痰、久病津亏口干，亦可用于、高血压、冠心病等的治疗。

- **选购保存**

以块大、肥润、色黄、断面透明者为佳。置通风干燥处，防霉，防蛀。

- **保健指南**

❶ 益气养血，用于气津两伤、气血亏虚的心绞痛、心肌缺血：黄芪30克，麦冬、白术、玉竹、黄精各15克，党参、炙甘草、五味子、当归各10克。水煎服，每日1剂，分2次服用。

❷ 补气温阳，治心肌梗死、贫血、慢性肾功能衰竭：黄芪20克，黄精、人参、肉桂、甘草、白术、茯苓各10克。水煎服，每日1剂，分2次服用。

❸ 补气养血，主治气血两亏、身体虚弱、腰腿无力、倦怠少食：黄精、当归各10克。水煎服，每日1剂，早晚分服。

- **使用宜忌**

常用量6~12克。鲜用15~30克。复方宜先煎，单方可久煎。

当归

● 别名

十归、马尾归、云归、西当归。

● 性味归经

性温，味甘、辛；归心、肝、脾经。

● 功效主治

补血活血，调经止痛，润肠通便。用于血虚萎黄，眩晕心悸，月经不调，经闭痛经，虚寒腹痛，风湿痹痛，跌扑损伤，痈疽疮疡，肠燥便秘。

● 选购保存

以主根大、身长、支根少、外皮黄棕色、断面黄白色、气味清香浓厚者为佳。干燥保存。

● 保健指南

❶ 活血化瘀、解痉止痛：当归、玄参、金银花、丹参、甘草各30克。水煎服，每日1剂。

❷ 通阳化痰、开胸理气、活血化瘀，主治胸痹：鸡血藤、全栝楼各24克，薤白18克，当归、丹参、党参、延胡索各12克，红花、广郁金各9克。水煎服，每日1剂，早晚分服。

❸ 益气活血、逐瘀通络：黄芪30克，当归、白芍各15克，桃仁10克，生地黄15克，川芎、丹皮、桂枝、茯苓各10克。水煎服，每日1剂，分2次服用。

● 使用宜忌

煎服常用量6~12克。一般生用，为加强活血则酒炒用。归身补血，归尾活血，全归和血。

白芍

- ● **别名**

  白芍药、将离。

- ● **性味归经**

  性微寒，味苦、酸；归肝、脾经。

- ● **功效主治**

  白芍可养血柔肝，缓中止痛，敛阴收汗。常用于治胸腹胁肋疼痛，泻痢腹痛，自汗盗汗，阴虚发热，月经不调，崩漏，带下。

- ● **选购保存**

  以根粗长、质坚实、粉性足、表面光洁者为佳。置干燥处，防蛀。

- ● **保健指南**

  ❶ 疏肝解郁、理气止痛：白芍15~24克，枳实15~30克，柴胡15~20克，郁金15~20克，莪术9~12克，香附子9~12克，薄荷（后下）9克。水煎服，每日1剂，早晚分服。

  ❷ 疏肝解郁、升阳解痉：白芍、葛根、丹参各15克，柴胡、郁金、香附子、川楝子各12克，川芎、元胡、陈皮、防风、荷叶各10克。水煎服，每日1剂，早晚分服。

- ● **使用宜忌**

  常用量6~15克。白芍性寒，虚寒性腹痛泄泻者以及小儿出麻疹期间不宜食用。此外，服用中药藜芦者也不宜食用白芍。

赤芍

● 别名

山芍药。

● 性味归经

性微寒，味苦；归肝、脾经。

● 功效主治

本品可清热凉血、散瘀止痛，此作用与牡丹皮相似，用于血热、血瘀之证；又可清肝明目。故赤芍常用于热入营血，温毒发斑，吐血衄血，目赤肿痛，肝郁胁痛，经闭痛经，症瘕腹痛，跌扑损伤，痈肿疮疡。

● 选购保存

以根条粗长、外皮易脱落、皱纹粗而深、断面白色、粉性大者为佳。置干燥处，防蛀。

● 保健指南

❶ 清热凉血、散瘀止痛、清肝火，可防止脑血栓形成，可治疗冠心病：鲜赤芍40克，水煎服，每日1剂，分3次服用。

❷ 补肾益髓、活血通络，主治胸中血瘀，症见肝肾不足、髓海空虚：生地黄、山楂、何首乌、枸杞子各15克，菊花12克，赤芍、川芎、当归、红花、桃仁、牛膝各10克，柴胡、枳壳各5克，细辛3克。水煎服，每日1剂，4周为1个疗程。

● 使用宜忌

常用量6~12克。血寒经闭不宜用。赤芍反藜芦。

丹参

● 别名

红根、紫丹参、血参根。

● 性味归经

性凉，味苦；归心、肝经。

● 功效主治

活血祛瘀，通经止痛，清心除烦，凉血消痈。用于胸痹心痛，脘腹胁痛，症瘕积聚，热痹疼痛，心烦不眠，月经不调，痛经经闭，疮疡肿痛。

● 选购保存

以条粗壮，无芦头、须根，表面紫红色，皮细，肉质饱满，质软柔润，味甜微苦者为佳。置干燥处保存。

● 保健指南

❶ 治疗冠心病、脑血栓：丹参20克。水煎，代茶饮。

❷ 行气止痛、活血祛瘀，主治瘀血痹阻证，症见心胸疼痛较剧烈，如刺如绞，痛有定处，甚则心痛彻背，背痛彻心或痛引肩背，伴有胸闷，日久不愈：丹参30克，檀香、砂仁各6克。水煎服，每日1剂，早晚分服。

❸ 滋肾益脑、益气活血，适用于气血亏虚兼血瘀型冠心病：丹参、何首乌、枸杞子各30克，山药、黄芪各15克，党参12克，当归9克。水煎服，每日1剂。

● 使用宜忌

常用量10~15克。活血化瘀宜酒炙用。不宜与藜芦同用。

川芎

● 别名

芎䓖。

● 性味归经

性温，味辛；归肝、胆、心包经。

● 功效主治

活血祛瘀，行气开郁，祛风止痛。治疗头痛之首选药物，亦可治疗月经不调，经闭痛经，产后瘀滞腥痛，症瘕肿块，胸胁疼痛，头痛眩晕，风寒湿痹，跌打损伤，痈疽疮疡。

● 选购保存

以根茎个大饱满、质坚、油性大、香气浓郁者为佳。置阴凉干燥处，防蛀。

● 保健指南

❶ 治疗冠心病、脑血栓：川芎10克。水煎，代茶饮。
❷ 疏散风邪、活血散瘀、通脑活络，用于治疗脑动脉硬化、偏头痛或巅顶作痛、目眩：川芎、菊花、赤芍各15克，荆芥、防风、香附子、薄荷（后下）、羌活、白芷、延胡索、龙胆草各10克，细辛3克。以茶叶为引，水煎服。

● 使用宜忌

常用量3~10克。月经过多，孕妇及出血性疾病患者慎服；阴虚火旺者禁服。川芎恶黄芪、山茱萸、狼毒，畏硝石、滑石、黄连，反藜芦。

山楂

● **别名**

山里红、红果、山里果、赤枣子、酸楂、胭脂果、山林果。

● **性味归经**

性微温，味酸、甘；归脾、胃、肝经。

● **功效主治**

消食健胃，行气散瘀，化浊降脂。用于肉食积滞，胃脘胀满，泻痢腹痛，瘀血经闭，产后瘀阻，心腹刺痛，胸痹心痛，疝气疼痛，高脂血症。焦山楂消食导滞作用强，用于肉食积滞，泻痢不爽。

● **选购保存**

以个大、皮红、肉厚、核少者为佳。置通风干燥处，防蛀。

● **保健指南**

❶ 治动脉硬化：山楂、丹参、槐花、木贼各25克，赤芍、黄精、川芎、徐长卿（后下）、牛膝、虎杖、何首乌各15克。加水煮沸20分钟，滤出药液，再加水煎20分钟，去渣，两次煎汤药液对和。每日1剂，分2次服用。

❷ 治动脉硬化、失眠、多梦：山楂、山茱萸、龙眼肉各20克，石决明、决明子、菊花、何首乌各15克，生地黄、金银花、蒲公英、赤芍、甘草各10克。水煎服，每日1剂，分2次服用。

● **使用宜忌**

常用量9~12克，大剂量30克。生用或炒用。生山楂用于消食散瘀，焦山楂用于止泻止痢。

陈皮

● 别名

橘皮、红皮。

● 性味归经

性温，味苦、辛；归脾、肺经。

● 功效主治

陈皮具有理气健脾、调中、燥湿、化痰的功效。治疗脾胃气滞之脘腹胀满或疼痛、消化不良，湿浊阻中之胸闷腹胀、纳呆便溏，痰湿壅肺之咳嗽气喘等病症。适用于肺虚久咳气喘、咳痰者，湿浊阻中之胸闷腹胀、便溏、食欲不振者，病后产后体质虚弱者，抵抗力差易感冒者。

● 选购保存

以干净无杂质、稍硬而脆、气香、味辛而微苦者为佳。置于通风干燥处保存，防潮，防蛀。

● 保健指南

调和肺胃、温化痰湿，主治胸痹，证属痰滞胸膈、肺胃不和型：陈皮、生姜、麦芽、苏梗、炒枳壳、厚朴、全栝楼各12克，薤白、法半夏各9克。水煎服，每日1剂，早晚分服。

● 使用宜忌

常用量3~10克。气虚、阴虚燥咳者，络伤出血患者，吐血症患者不宜服用。

木香

广木香。

性味归经

性温，味辛、苦；归脾、胃、肝、大肠经。

功效主治

行气止痛，调中导滞。木香用于胸胁、脘腹胀痛，泻痢后重，食积不消，不思饮食。生用行气力强，煨用行气力缓，多用于实肠止泻。

选购保存

以条均匀、质坚实、香气浓、油性足、无须根者为佳。置干燥处保存，防潮。

保健指南

❶ 益气养阴、活血化瘀，主治气阴两虚、虚实相兼：孩儿参9克，丹参9克，当归6克，川芎3克，生地黄9克，赤芍9克，白芍9克，桃仁9克，红花5克，茯苓9克，木香5克，陈皮3克，炙甘草3克。水煎服，每日1剂，日服2次。

❷ 补脾养血、活血通络：黄芪30克，党参、桂圆肉、山药、茯苓、炒酸枣仁、葛根各15克，当归、僵蚕、地龙、赤芍各10克，木香6克，炙甘草5克。水煎服，每日1剂，分2次服。连服3周为一个疗程。

使用宜忌

常用量1.5~6.0克。生用或煨用。

乌药

• 别名

台乌药。

• 性味归经

性温，味辛；归肺、脾、肾、膀胱经。

• 功效主治

行气止痛，温肾散寒。用于寒凝气滞，胸腹胀痛，气逆喘急，膀胱虚冷，遗尿尿频，疝气疼痛，经寒腹痛。

• 选购保存

以个大、质嫩，折断后香气浓郁者为佳，切片以色红微白、无黑色斑点者为佳。置干燥处，防潮。

• 保健指南

❶ 育阴潜阳、疏肝理气，主治阴虚阳亢型冠心病：石决明、桑寄生各30克，丹参20克，生牡蛎、生龙骨、白蒺藜、枸杞子、生地黄各12克，乌药、川郁金、杭菊花各9克，百合6克。水煎服，每日1剂，分2次服用。

❷ 治心腹刺痛，调中快气：乌药（去心）500克，甘草（炒）50克，香附子（去皮毛，焙干）1000克。上药研为细末，每服10克，放盐少许或不放盐，沸汤服用。

• 使用宜忌

常用量3~9克。生用或麸炒。

香附子

- **别名**

  莎草根、雷公头、香附米。

- **性味归经**

  性平，味辛、微苦、微甘；归肝经。

- **功效主治**

  理气解郁，调经止痛。用于胁肋胀痛，乳房胀痛，疝气疼痛，月经不调，脘腹痞满疼痛，嗳气吞酸，呕恶，经行腹痛，崩漏带下，胎动不安。

- **选购保存**

  以个大、饱满、色棕褐、质坚实、香气浓者为佳。置干燥处，防潮。

- **保健指南**

  治一切气疾心腹胀满，胸膈噎塞，嗳气吞酸，胃中痰逆呕吐及宿酒不解，不思饮食：香附子（炒，去毛）1600克，砂仁400克，甘草200克。将上药研为末，每服10克，用盐汤服下。

- **使用宜忌**

  常用量6~9克。醋炙止痛力增强。凡气虚无滞、阴虚血热者忌服。

枳壳

● 别名

只壳。

● 性味归经

性微寒，味苦；归脾、肺、肝经。

● 功效主治

理气宽中，行滞消胀。用于胸胁气滞，胀满疼痛，食积不化，痰饮内停，脏器下垂。生用气锐，炒用力缓。

● 选购保存

外果皮棕褐色至褐色，有颗粒状突起，突起的顶端有点状油室，有明显的花柱残迹或果梗痕，果皮切面黄白色，光滑而稍隆起，质坚硬，不易折断，气清香者为佳。置阴凉干燥处，防蛀。

● 保健指南

❶ 活血化瘀、通络止痛，主治瘀血痹阻证：牛膝20克，枳壳、柴胡、生地黄、川芎各15克，当归、桃仁、赤芍各10克，甘草、红花、桔梗各6克。水煎服，每日1剂，分3次服用。

❷ 补肾益髓、活血通络，主治胸中血瘀，症见肝肾不足、髓海空虚：生地黄、山楂、何首乌、枸杞子各15克，菊花12克，赤芍、川芎、当归、红花、桃仁、牛膝各10克，枳壳、柴胡各5克，细辛3克。水煎服，每日1剂，4周为一个疗程。

● 使用宜忌

常用量3~10克。孕妇慎用。

青皮

四花青皮、个青皮、青皮子。

性温，味辛、苦；归肝、胆、胃经。

疏肝破气，消积化滞。用于胸胁胀痛，疝气疼痛，乳癖，乳痈，食积气滞，脘腹胀痛。肝郁、胸胁胀痛可配柴胡、郁金、香附子；气滞血瘀之症瘕积聚等，多与破血消症药同用。

青皮以黑绿色、质坚、皮厚、香气浓郁者为佳；四花青皮以外皮黑绿色、内肉白色、油性足者为佳。置阴凉干燥处。

❶ 治血分、气血壅涩、腹胁胀闷、四肢浮肿、坐卧气促：郁李仁、牵牛子各50克，槟榔、干地黄各1.5克，桂枝、木香、青皮、延胡索各25克。将上药研为细末，食前温酒调，每次10克。

❷ 健脾益气、祛痰化浊，治疗痰浊凝滞型中风：黄芪、薏苡仁、土茯苓各30克，白术、怀山药各20克，白芥子、菝葜、党参、车前子各15克，青皮、半夏、泽泻各10克。水煎服，每日1剂。

常用量3~10克。生用或炙用。气虚者忌用。

玫瑰花

● 别名

徘徊花、笔头花、刺玫花。

● 性味归经

性温，味甘、微苦；归肝、脾经。

● 功效主治

滋补肠胃，改善消化功能，芳香开窍，安神止痛，散风消炎，软肠通便，润肤生辉。主治胃纳不佳，消化不良，各种结核引起的消耗性疾病，神经衰弱，心悸，失眠，头昏脑涨，风湿疼痛，心肌炎，肝炎，便秘，面色苍白。

● 选购保存

好的玫瑰花花蕾较大，花瓣厚，颜色鲜艳，整朵花较完整，密闭，置阴凉干燥处。

● 保健指南

❶ 调经养颜、促进血液循环、促进新陈代谢、帮助消化、生津通便：干玫瑰花6朵，蜜枣干4颗，水500毫升。砂锅中注水烧沸后，放入蜜枣干继续滚煮2分钟。将玫瑰花放在壶中备用，待蜜枣茶降至80℃再倒入壶中，浸润玫瑰花6分钟即可。

❷ 清热降火、润泽肌肤、缓解压力、调经理气、润燥通便：茉莉花10朵，玫瑰花5朵，水500毫升。将玫瑰花、茉莉花放在茶壶中备用。烧一壶水，水沸后静置片刻，等水温降至80℃以下，再倒入壶内，浸润花朵5分钟即可。

● 使用宜忌

常用量3~6克。多用、久用会降低性功能，若要多用、久用需配洋茴香、铁荸荠。

柴胡

• 别名

地熏、山菜、茹草、柴草。

• 性味归经

性微寒，味苦、辛；归肝、胆经。

• 功效主治

和解表里，疏肝升阳。用于寒热往来，胸满胁痛，口苦耳聋，头痛目眩，疟疾，下痢脱肛，月经不调，子宫下垂。

• 选购保存

柴胡以茎粗细均匀、无杂质、没有霉味者为佳。置阴凉干燥处储存，防霉，防蛀。

• 保健指南

活血化瘀、通络止痛，主治瘀血痹阻证：牛膝20克，柴胡、生地黄、川芎各15克，当归、桃仁、枳壳、赤芍各10克，甘草、红花、桔梗各6克。水煎服，每日1剂，分3次服用。

• 使用宜忌

常用量5~12克。凡阴虚所致的咳嗽、潮热者慎用。

白术

• 别名

山蓟、山精、冬术。

• 性味归经

性温，味苦、甘；归脾、胃经。

• 功效主治

补中益气，健脾和胃，燥湿利水，化痰止汗，安胎，增食欲。用于脾胃气弱，不思饮食，倦怠少气，虚胀，泄泻，痰饮，水肿，黄疸，湿痹，小便不利，头晕，自汗，胎气不安。

• 选购保存

以质坚硬、不易折断，断面不平坦，黄白色至淡棕色，有棕黄色的点状油室，气清香，嚼之略带黏性者为佳。置于通风干燥处保存，防潮防蛀。

• 保健指南

❶ 平肝潜阳、化痰通络，可降血压、降胆固醇、治脑动脉硬化：泽泻30克，钩藤（后下）25克，决明子20克，桑寄生、潼蒺藜各18克，白术、天麻、半夏、牛膝、杏仁（后下）、牡丹皮各12克，胆南星、全蝎各5克。水煎服，每日1剂。

❷ 调和气血、畅通心脉：黄芪30克，白术15克，党参、茯苓、陈皮、丹参、郁金、栝楼、薤白各20克，甘草10克。水煎服，每日1剂，早晚分服。

• 使用宜忌

常用量6~12克。凡郁结气滞，胀闷积聚，吼喘壅塞，胃痛，痈疽多脓，皆忌用。

郁金

别名

马莲、黄郁、玉金。

性味归经

性寒，味辛、苦；归肝、心、胆经。

功效主治

活血止痛，行气解郁，清心凉血，利胆退黄。用于胸胁刺痛，胸痹心痛，经闭痛经，乳房胀痛，热病神昏，癫痫发狂，血热吐衄，黄疸尿赤。黄丝郁金（广郁金）偏于行气解郁，温郁金（川郁金）偏于活血化瘀。

选购保存

温郁金（川郁金）以个大、外皮少皱缩、断面灰黑色者为佳；黄丝郁金（广郁金）以个大肥满、外皮皱纹细、断面橙黄色者为佳。置于通风干燥处保存，防潮防蛀。

保健指南

❶ 益气通脉、理气活络，治心绞痛：黄芪15克，广郁金、党参、川芎、当归、赤芍、白芍、红花各10克，炙甘草6克。水煎服，每日1剂，分2次服用。

❷ 活血化瘀、理气止痛，主治血瘀气滞型心绞痛：丹参30克，郁金、茯神、远志、麦冬、炙甘草各10克。水煎服，每日1剂，早晚分服。

使用宜忌

常用量3~10克。不宜与丁香、母丁香同用。孕妇慎服。

益母草

• 别名

益母蒿、益母艾、红花艾、坤草。

• 性味归经

性微寒，味微苦、辛。归心包、肝、肾经。

• 功效主治

活血祛瘀、调经消水。治疗妇女月经不调，胎漏难产，胞衣不下，产后血晕，瘀血腹痛，崩中漏下，尿血、泻血，痈肿疮疡。

• 选购保存

以茎细、质嫩、叶多、色灰绿者为佳。置通风干燥处保存，防潮防蛀。

• 保健指南

❶ 活血、利水消肿、清热解毒，治疗冠心病型高脂血症：益母草15克。水煎服，每日1剂，分2次服用。

❷ 缓解心绞痛及胸闷、气短、心悸、头晕：益母草、黄芪、生地黄、麦冬各15克，五味子、当归、川牛膝、丹参、石菖蒲各10克，人参、制乳香、制没药、川芎、路路通各8克。水煎服，每日1剂，分2次服用。

• 使用宜忌

常用量9~30克，鲜品12~40克。生用或熬膏或入丸剂。外用适合捣敷或煎水外洗。孕妇忌服。产妇难产可用。

薤白

- **别名**

  小根蒜、山蒜、苦蒜、小蒜、小根菜、野蒜。

- **性味归经**

  性温，味辛、苦。归肺、胃、大肠经。

- **功效主治**

  通阳散结，行气导滞。用于胸痹心痛，脘腹痞满胀痛，泻痢后重。治寒痰阻滞、胸阳不振所致胸痹证，常与清化寒痰、宽胸散结的栝楼及行气化痰消痞的半夏、枳实同用以通阳散结；治胃寒气滞之脘腹痞满胀痛，可与高良姜、砂仁、木香等同用以温中行气止痛。

- **选购保存**

  以身干、个大饱满、质坚体重、色黄白、半透明、不带花茎者为佳。干燥保存。

- **保健指南**

  ❶ 宽胸解郁，治疗冠心病、心绞痛：银杏叶、栝楼、丹参各15克，薤白12克，郁金10克，甘草5克。水煎服，每日早、晚各服1次。

  ❷ 通阳散结、行气祛痰，主治心绞痛：栝楼、薤白各12克，白酒适量。将栝楼、薤白、白酒慢火同煎服，每日2次，饭后服用。

  ❸ 治冠心病心肾阳虚而致的阳虚水泛证，症见心痛甚者：丹参、黄芪各30克，薤白、桂枝、茯苓、白术各15克，生姜、白芍、元胡各10克，附子5克。水煎服，每日早、晚各服1次。

- **使用宜忌**

  常用量5~9克。

五灵脂

• 别名

寒号虫粪、寒雀粪。

• 性味归经

性温，味苦、辛；归肝经。

• 功效主治

疏通血脉，散瘀止痛。妇科要药，用于血滞，经闭，腹痛。外用治跌打损伤，蛇、虫咬伤。

• 选购保存

以块状、黑褐色、有光泽、显油润、无杂质者为佳。干燥保存。

• 保健指南

❶ 活血化瘀、理气止痛，主治冠心病型心绞痛：丹参30克，赤芍15克，五灵脂、蒲黄、三七、川芎、红花、沉香各10克。水煎服，每日1剂，早晚分服。
❷ 活血化瘀、宣通心脉，主治气血瘀阻、心脉不通之心绞痛：葛根30克，丹参、栝楼各15克，赤芍、川芎各12克，五灵脂、蒲黄、降香各10克，三七粉（冲服）3克。水煎服，每日1剂。

• 使用宜忌

常用量3~10克。包煎，或入丸、散。外用适量。血虚无瘀者及孕妇慎用。中医认为人参畏五灵脂，一般不宜同用。但临床上对血瘀日久，或症积等血瘀而见气虚明显之顽证，常配用之。

桃仁

• 别名

扁桃仁、大桃仁。

• 性味归经

性平，味苦、甘。归心、肝、大肠经。

• 功效主治

活血祛瘀，润肠通便，止咳平喘。用于治疗经闭，痛经，癥瘕痞块，跌扑损伤，肠燥便秘。

• 选购保存

以饱满、种仁白、完整者为佳。置阴凉干燥处保存，防潮防蛀。

• 保健指南

❶ 活血通脉，治心绞痛：桃仁、栀子各12克，炼蜜30毫升。把栀子、桃仁研末，加入炼蜜调成糊状，敷在心前区，用纱布覆盖，第一周每3日换药1次，以后每周换药1次，6周为一个疗程。

❷ 补肾益髓、活血通络，主治胸中血瘀，症见肝肾不足、髓海空虚：生地黄、山楂、何首乌、枸杞子各15克，菊花12克，赤芍、川芎、当归、红花、桃仁、牛膝各10克，柴胡、枳壳各5克，细辛3克。水煎服，每日1剂，4周为一个疗程。

• 使用宜忌

常用量4.5~9.0克。宜捣碎入煎。一般人群均可使用，尤其适用于糖尿病患者。便溏者慎用，孕妇忌服。另外，本品有小毒，故不可过量食用。

红花

● 别名

刺红花。

● 性味归经

性温，味辛。归心、肝经。

● 功效主治

活血通经，散瘀止痛。用于经闭、痛经、恶露不行、症瘕痞块、跌打损伤。活血通经、祛瘀止痛，常与当归、桃仁、川芎相须为用；症积常配三棱、莪术以破血消症；心脉瘀阻、胸痹心痛常与桂枝、栝楼、丹参同用以温通活络。

● 选购保存

以花片长、色鲜红、质柔软者为佳。干燥保存。

● 保健指南

❶ 活血化瘀、消肿止痛：红花20克，三七15克，白酒500毫升。将红花、三七浸入酒中，密封储存，15日后即成。每服取10~80毫升，每日1~2次。

❷ 补气益血，用于治疗冠心病日久气阴两虚：黄芪30克，党参、丹参各20克，当归、红花各15克，川芎10克。水煎服，每日1剂，分2~3次服用。

❸ 通阳化痰、开胸理气、活血化瘀，主治胸痹：鸡血藤、全栝楼各24克，薤白18克，当归、丹参、党参、延胡索各12克，红花、广郁金各9克。水煎服，每日1剂，早晚分服。

● 使用宜忌

常用量3~9克。煎服。孕妇慎用，有出血倾向者不宜多用。

熟地黄

• 别名

熟地、地黄、大熟地。

• 性味归经

性微温，味甘。归肝、肾经。

• 功效主治

滋阴补血，补精益髓。用于阴虚血少，脑髓空虚所致的腰膝痿弱、劳嗽骨蒸，遗精，崩漏，月经不调，消渴，耳聋、目昏，心悸失眠，健忘，盗汗。

• 选购保存

以个大、体重、质柔软油润、断面乌黑、味甜者为佳。置阴凉干燥处保存，防潮防霉。

• 保健指南

❶ 主治动脉硬化：鳖甲、牡蛎各60克，熟地黄、生地黄、女贞子、甘蔗各20克。加水煮沸30分钟，滤出药液，再加水煎30分钟，去渣，两煎此汤药液对和，每日1剂，分2次服用。

❷ 滋肾养阴、柔肝解痉、活血舒脉：白芍30克，丹参20克，当归15克，熟地黄、生地黄、山药、山茱萸、女贞子、旱莲草、麦冬、枸杞子各12克，生甘草6克。水煎服，每日1剂。

• 使用宜忌

常用量9~15克。

三七

• 别名

参三七、田七。

• 性味归经

性温，味甘、微苦。归肝、胃经。

• 功效主治

散瘀止血，消肿定痛。用于咯血，吐血，衄血，便血，崩漏，外伤出血，胸腹刺痛，跌扑肿痛。近年来，以化瘀之功，对治疗冠心病、心绞痛、缺血性脑血管病、脑出血后遗症等均有较好疗效；还可以用于治疗血瘀型慢性肝炎。

• 选购保存

以个大而圆、质坚体重、皮细、断面色黑棕、无裂痕、味苦回甜浓厚者为佳。置阴凉干燥处，防蛀。

• 保健指南

❶ 温阳运气、通经活络：丹参、降香各15克，木通、王不留行各12克，三七6克，通草3克。水煎服，每日1剂。

❷ 治疗心绞痛：三七粉3克，肉桂粉1.5克，当归30克。用当归煎汤冲服三七粉、肉桂粉。每日1剂，分3次服用。

• 使用宜忌

常用量3~9克，研粉冲服。孕妇慎用。

百合

● 别名

白百合、蒜脑薯。

● 性味归经

性微寒，味甘、微苦。归肺、心经。

● 功效主治

润肺止咳，清心安神。用于肺热久嗽，咳血，热病后余热未清，虚烦惊悸，神志恍惚，脚气浮肿。

● 选购保存

以干燥、瓣匀肉厚、色黄白、质坚、筋少者为佳。置通风干燥处保存，以防发霉与虫蛀。

● 保健指南

❶ 宣肃肺气、益气养心：黄芪30克，百合、葛根、桔梗、麦冬、紫菀、香附子、杏仁、百部、前胡、党参各10克。水煎服，每日1剂，分3次服用。

❷ 疏肝解郁、清心安神：丹参、炒酸枣仁各30克，川牛膝、郁金、合欢皮、百合各13克，黄芩、栀子各12克，白芍、枳壳、柴胡、香附子各5克，珍珠母2.5克。水煎服，每日1剂，30天为一个疗程。

● 使用宜忌

常用量6～12克。风寒咳嗽、脾虚便溏者均不宜食用百合。

玉竹

● 别名

连竹、西竹。

● 性味归经

性平，味甘。归肺、胃经。

● 功效主治

滋阴润肺，清热润燥。用于热病阴伤，咳嗽烦渴，虚劳发热，消谷易饥，小便频数。还可增强心肌收缩力、提高心肌抗缺氧能力，抗心肌缺血，降血脂，降血糖。

● 选购保存

以条长、肉肥、黄白色、光泽柔润者为佳。置于通风干燥处保存，防发霉与虫蛀。

● 保健指南

玉竹黄精牛肉汤：牛腿肉500克，黄精30克，玉竹15克，桂圆肉15克，生姜4片。牛肉洗净切块，汆烫沥干。黄精、玉竹、桂圆肉洗净，与牛肉、姜片一起入锅，添水煮2~3小时，加盐调味即可。本品可益气滋阴、养心安神，适于气血亏虚、冠心病、心肌缺血、心绞痛者食用。

● 使用宜忌

常用量10~15克，以水煎服。玉竹搭配党参，适用于气阴两虚型的冠心病、心绞痛患者。痰湿气滞者、脾虚便溏者慎服玉竹。阴病内寒，此为大忌。

麦冬

● 别名

麦门冬、寸冬、川麦冬、浙麦冬

● 性味归经

性寒，味甘、微苦。归心、肺、胃经。

● 功效主治

养阴生津，润肺清心。用于肺燥干咳，阴虚痨嗽，喉痹咽痛，津伤口渴，内热消渴，心烦失眠，肠燥便秘。肺阴不足、燥咳痰黏，常配桑叶、杏仁以滋阴润燥；肺胃阴虚、痰涎不化，重用麦冬滋液润燥以清虚热；热伤胃阴常配玉竹以养胃阴；热病伤津常与玄参、生地黄同用以清热滋阴润燥。

● 选购保存

以表面黄白色或淡黄色，有细纵纹，质柔韧，断面黄白色、半透明，中柱细小，气微香者为佳。置通风干燥处保存，防潮防蛀。

● 保健指南

益气养心、活血活络，症见心胸隐痛、反复发作，胸闷气短、动则喘息，心悸易汗，倦怠懒言，面色苍白：丹参25克，麦冬、赤芍、黄芪各16克，炙甘草、桂枝、当归、人参各12克，五味子7克。水煎服，每日1剂。

● 使用宜忌

常用量10~20克。或6~12克入丸、散。清养肺胃之阴多去心用，滋阴清心多连心用。凡脾胃虚寒泄泻，胃有痰饮湿浊及暴感风寒咳嗽者均忌服麦冬。麦冬恶款冬花、苦瓠，畏苦参、合欢，故不宜同服。

知母

- **别名**

    连母。

- **性味归经**

    性寒，味苦。归肺、胃、肾经。

- **功效主治**

    清热泻火，生津润燥。用于外感热病，高热烦渴，肺热燥咳，内热消渴，肠燥便秘等病症。适用于温热病、咳嗽气喘、燥咳、便秘、骨蒸潮热、虚烦不眠、消渴淋浊患者。

- **选购保存**

    知母肉表面黄白色，有扭曲的沟纹，有的可见叶痕及根痕。以条肥大、质坚硬，断面色黄白者为佳。置通风干燥处保存，防潮。

- **保健指南**

❶ 养阴生津、益气补血：黄芪30克，西洋参、知母、炙甘草、五味子、白术、当归、麦冬、玉竹、黄精各10克。水煎服，每日1剂，早晚分服。

❷ 滋肾养阴、柔肝解痉、活血舒脉，治水不制火、热灼伤津之冠心病：白芍30克，丹参20克，当归15克，知母、地骨皮、丹皮、枸杞子、山药、山茱萸、女贞子、旱莲草、麦冬、生地黄、熟地黄各10克。水煎服，每日1剂，早晚分服。

- **使用宜忌**

    常用量6~12克。煎服，或入丸、散。脾胃虚寒、大便溏泻者禁服。

三、中医治疗冠心病的常用方剂

中药一般用于后期的调养，而在急性发作期间不宜服用中药，因为中药见效慢，药效需要长期积累，在短时间内效果不明显。配制中药需到专业医院，不可自行配制。

茵术汤

茵陈30克，苍术15克，莪术15克，鸡血藤30克，水煎服。

开封冠心方

木通9克，刘寄奴9克，王不留行9克，瓦楞子15克，莱菔子9克，白芥子6克，远志6克，水煎服。

冠心丹参丸

三七、丹参、降香，制成丸(片)剂，每片或丸1~2克。每次3丸，每日3次。30天为一个疗程。对心绞痛有一定的疗效。

健心灵

黄芪45克，党参30克，丹参30克，片姜黄9克(或郁金9克)，玄胡9克(或玄胡粉3克冲服)，桂枝9克，炙甘草6克，水煎服。

黄芪桂枝方

黄芪20克，桂枝10克，赤芍10克，全当归15克，党参15克，全栝楼15克，细辛5克，沉香5克，薤白12克，丹参30克，水煎服。

附子甘草汤

附子10克，黄芪15克，麦冬15克，茶树根30克，益母草30克，淫羊藿12克，甘草6克，党参15克，丹参15克，黄精12克，水煎服。

丹参陈皮汤

孩儿参（奶参）9克，丹参9克，当归6克，川芎3克，赤芍9克，白芍9克，生地黄9克，桃仁9克，红花5克，广木香5克，陈皮3克，甘草3克，水煎服。气阴两虚型每日1剂，每晚睡前服第一煎，次日凌晨4点服第二煎。

心肌梗死方

黄芪15克，太子参15克，麦冬10克，五味子9克，丹参15克，赤芍15克，红花10克，淫羊藿10克，川芎15克，石菖蒲15克，三七粉（冲服）1.8克，水煎服。治疗心肌梗死有一定效果。

陈皮方

虻虫10克，陈皮12克，水煎服。30天为一个疗程。

祛痰化瘀方

制半夏9克，麦冬9克，五味子9克，炒枳实15克，丹参15克，北沙参15克，茯苓30克，川芎12克，赤芍12克，丝瓜络或小麦为引，水煎服。重症患者每日2剂，分4次服用。30剂为一个疗程。

补气活血方

黄芪30克，归尾6克，赤芍5克，桃仁3克，红花3克，地龙3克，川芎3克，水煎服。

心痛方

栝楼10克，丹参8克，三七5克，郁金12克，蒲黄6克，五灵脂10克（包煎），降香10克，琥珀8克。水煎服，分3次服用。或橘红6克，半夏10克，茯苓12克，石菖蒲8克，郁金12克，檀香5克，蒲黄6克，五灵脂10克（包煎），水煎服，分3次服用。

或党参20克，黄芪20克，莪术8克，丹参12克，玄胡10克，川芎8克，黄精10克，香附子10克，水煎服，分3次服用。或钩藤12克，赤芍12克，白芍10克，草决明12克，益母草5克，珍珠母8克，生山楂8克，鸡血藤10克，水煎，分3次服用。或栝楼10克，薤白10克，橘红10克，荜拨10克，细辛3克，川芎8克，党参15克，高良姜6克，水煎，分3次服用。

三七琥珀散

三七3克，琥珀3克，共研为细末，和匀口服，每次1.5克，每日3次。

参七散

大三七、高丽参各等份，共研为细末，和匀口服，每次1克，每日3次。

橘皮汤

橘皮15~30克，枳实、生姜各10克。把上药加水300毫升，煎取150毫升。待温后口服。治疗冠心病胸闷、胃脘不适者。

二参大枣饮

党参10克，北沙参10克，大枣5枚。将大枣去核，党参、沙参切成片，一起放进炖杯中，加水200毫升，置中火上烧沸，然后用小火煮一刻钟即可，代茶饮。

山楂丹参饮

山楂10克，丹参6克，白糖20克。山楂去核，洗净，切片；丹参洗净切片，两味药一同放进炖杯中，加入清水200毫升，煎汁，加入白糖拌匀即可。代茶饮。

三棱莪术方

每次用三棱、莪术粉各1克，温水送服，每日2~3次。

延胡索郁金散

延胡索、郁金、檀香各等份，共研为末，每次2~3克，每日2~3次，用温热水送服。

三七散

三七粉、沉香粉、血竭粉按2∶1∶1的比例和匀，每次2克，每日2~3次，用温热水送服。

养阴活血方

西洋参30克，丹参30克，北沙参30克，苦参30克，三七30克，麦冬30克，赤芍50克，川芎30克，降香50克，秦艽30克，冰片15克。将以上药材共研为细粉，装胶囊，每粒0.45克，每服5粒，每日3次。本方能益气养阴，活血化瘀，调整心脉。有利于治疗冠心病、心绞痛、心律不齐及胸主动脉硬化症，属气阴两虚、血脉郁滞者。

生脉饮加味方

人参10克，麦冬10克，五味子10克，栝楼20克，薤白15克，枳实20克，桂枝10克，丹参20克，石菖蒲10克，三七粉3克，水蛭3克，炒枣仁30克。上药共煎煮，浓缩至成丸，每丸重0.2克，每次服20丸，每天3次，3个月为一个疗程。本方能活血祛瘀、益气养阴。适合冠心病、心肌炎所致心悸、心慌、心绞痛、胸闷气短等病症。

甘草桂枝饮

甘草30克，桂枝10克，太子参15克，麦冬15克，五味子15克，丹参15克，栝楼15克，薤白10克。水煎服，每日1剂。本方能温阳益气，活血通络，适用于心阳亏虚、心脉痹阻所致冠心病者。

丹参葛根方

丹参、葛根、山楂各100克，三七、木香各20克。将上药共研成细末，每日3次，每次取药粉10克，餐后开水送服。

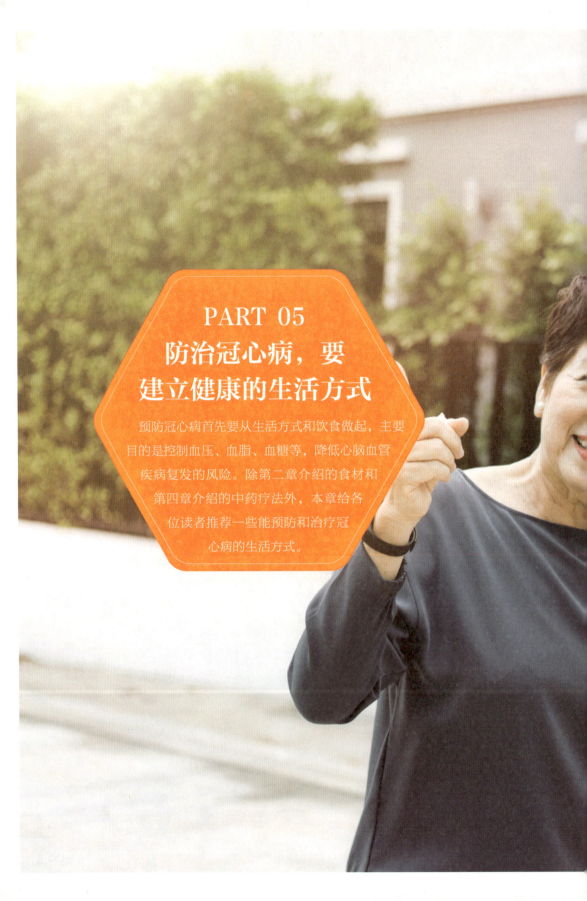

PART 05
防治冠心病，要
建立健康的生活方式

预防冠心病首先要从生活方式和饮食做起，主要
目的是控制血压、血脂、血糖等，降低心脑血管
疾病复发的风险。除第二章介绍的食材和
第四章介绍的中药疗法外，本章给各
位读者推荐一些能预防和治疗冠
心病的生活方式。

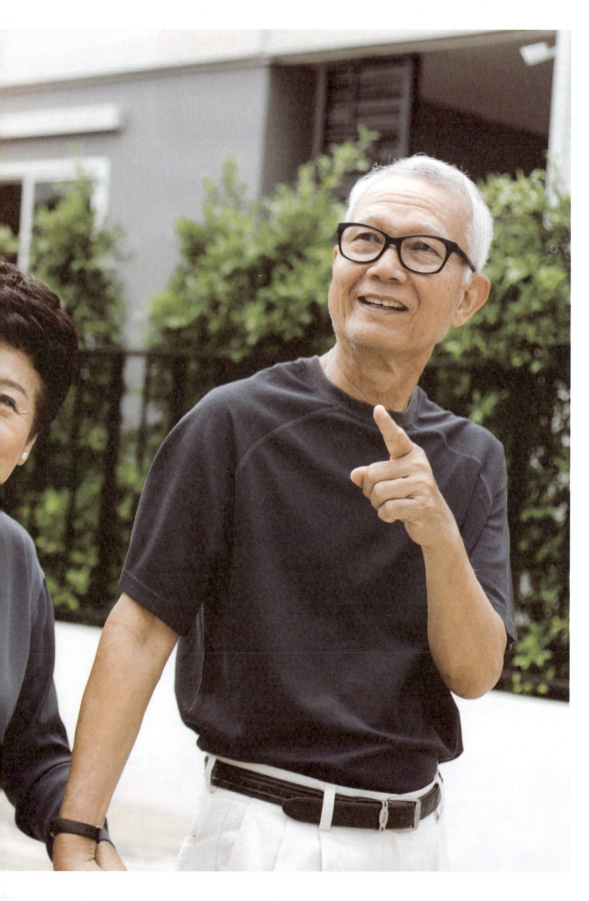

一、预防冠心病，要养成良好的生活习惯

冠心病的防治包括冠心病的预防和治疗。对于还没出现病症的中年人，当然重在预防，而对于冠心病患者，应防治并重。

1.保持血压稳定

人的血压不是一直稳定不变的，在一天之内有少许波动也是较为合理的现象，高压被称为收缩压，低压被称为舒张压。收缩压处于90~130毫米汞柱为正常，舒张压处于60~90毫米汞柱为正常，如果偏离了这两项正常值，人体就会出现各种不适情况，如头晕、头痛、恶心等症状，甚至还可能会引起各种严重的并发症。

2.积极防治高脂血症

专家介绍，冠心病的病理基础是动脉粥样硬化。目前对动脉粥样硬化的病因及发病机制尚不完全清楚，但一般认为与脂质代谢异常及血内胆固醇、脂肪物质、三酰甘油增高有密切关系。因此，预防和控制高脂血症尤为重要。其中最需要关注的是低密度脂蛋白胆固醇，这是高脂血症治疗的首要目标，一般人应低于160毫克/分升，高血压患者要低于130毫克/分升，患有糖尿病或心脑血管疾病者要低于100毫克/分升。此外，三酰甘油应低于150毫克/分升，而高于或等于300毫克/分升就需要药物治疗，在99~150毫克/分升范围者可通过饮食控制。

3.维持血糖正常

血糖是否平稳，不仅是糖尿病患者应关注的问题，也应该得到冠心病患者的高度重视。众所周知，血糖高易患糖尿病，而糖尿病慢性并发症分为大血管并发症和微血管并发症，大血管并发症影响脑血管、心血管、下肢血管，微血管并发症影响肾脏、神经与

视网膜。一般来讲，血糖升高并不可怕，可怕的是并发症，如中风、心肌梗死、下肢坏疽及溃疡、肾衰竭、失明等。血糖控制在理想的范围，就可以阻止慢性并发症的发生及发展，降低致残致死率，提高病人的生活质量，使身体各项功能与正常人一样。

4.控制体重

据有关研究报道，一个人处于肥胖状态的时间越长，患冠心病的风险也越高。美国国立卫生研究院的调查发现，对于肥胖者来说，如果不及时减肥，"胖龄"越大，患冠心病的风险越高。这里所说的"胖"包括整体肥胖和腹部肥胖。研究结果显示，肥胖持续的时间越长，冠状动脉钙化率越高。冠状动脉钙化率是冠心病的一个亚临床预测因子，可以借此确认是否出现动脉粥样硬化。

另外一项研究发现，曾有过肾结石的女性，患冠心病的风险也有所升高，但在男性中未发现这种关联。来自意大利罗马一家医院的研究人员分析了此前美国3项大规模研究的数据，这些研究总共涉及超过24万名参与者。统计分析发现，女性的肾结石病史与冠心病患病率存在明显正相关性。这一研究成果至少提醒女性，有过肾结石后，应警惕冠心病。

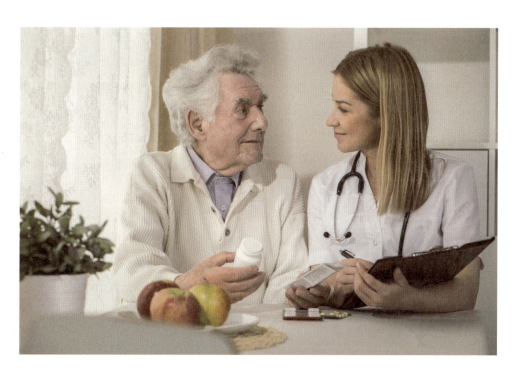

5.戒烟限酒

吸烟和酗酒是已知的导致动脉粥样硬化的罪魁祸首之一，因此冠心病患者一定要戒烟限酒。

吸烟对冠心病的影响非常大，烟的主要成分是尼古丁，对心脏的刺激作用明显，能够使心脏的负荷增加，心肌耗氧量增加，造成动脉壁和心肌缺氧。尼古丁还可刺激心脏的传导系统，诱发心动过速和其他类型的心律失常。

"烟必须戒，但酒可以喝，不过要适量。"研究发现，适量饮酒对身体是有好处的，每天适量喝一点酒，还可以降低冠心病的发病率，一个人一天饮白酒的量应该控制在50毫升，红酒1杯，啤酒则不应该超过1瓶。但长期酗酒可使心脏发生变化，降低心肌的弹性和收缩力，造成血管壁脂肪堆积、管腔变窄、管壁不光滑等变化。

6.适量运动

近年来有关研究证实，体力活动少以及缺乏体育锻炼和冠心病的发生有关，因此进行适当的体育锻炼，对冠心病患者的康复是大有裨益的。这些益处主要表现在以下六个方面：

①体育锻炼可以扩张冠状血管，促进侧支循环的形成，改善心肌供血，增强心脏泵血功能。

②体育锻炼可降低三酰甘油、低密度脂蛋白胆固醇水平，提高高密度脂蛋白胆固醇水平，从而可防治动脉粥样硬化的形成及其继发的冠心病，对防止血栓的形成和心肌梗死的发生有重要意义。

③体育锻炼是减肥的重要措施，很多冠心病患者过于肥胖，而过于肥胖者因心血管疾病的致死率较体重正常的人高62%。

④体育锻炼可改善骨骼肌代谢，减少运动时的热量需求量，从而减轻心脏的负荷，并改善体力。

⑤体育锻炼是防治高血压的有效辅助方法，而高血压又是冠心病的易患因素。

⑥体育锻炼可放松情绪，增加冠心病患者的生活乐趣，这对冠心病患者的身心健康都有好处。

二、冠心病患者的生活调养要点

冠心病患者在进行有效治疗的同时，养成良好的生活习惯也是很重要的。本节给大家列举了九条调养要点，希望能对冠心病患者的生活调养有所帮助。

1.注意劳逸结合，避免过度疲劳

上海一项调查显示，42%的劳动者处于超时工作状态，"过劳死"已渐渐逼近职场。其实，"过劳死"的真正原因是心脏病。大部分"过劳死"的青壮年都患有心血管疾病，但很可能他们自己并不知道。而过劳是促使疾病突发的诱因。患有血管病变、冠心病、主动脉瘤等心脏疾病的人群，血压非常容易受情绪以及体力的影响而波动，高压、劳累势必导致短时间内血压急剧升高，导致心脏供血不足，甚至引发猝死。

所以，合理安排一天的运动和休息，对冠心病患者十分重要。冠心病患者的生活节奏应以轻松、自然为宜，防止任何导致精神过于紧张、兴奋的情况发生，注意劳逸结合，避免过度疲劳、紧张和激动。尤其是从事脑力劳动的冠心病患者，在一天紧张工作之余，松弛一下神经尤为重要。

2.作息规律，适当休息

根据生物节律，病人的锻炼也需要做到"拨误反正"，应将传统的晨练改为晚上锻炼。有些人心脏病突发就是晨练不当所致。晚上锻炼一方面避开了冠心病发作的高峰期，另一方面还可促进血液循环，降低发作隐患。冠心病患者的锻炼应适度，早起后可散散步、做做操，晚上锻炼时可根据自身情况选择相宜的项目进行，时间约40分钟，但必须遵循在锻炼中和锻炼后无明显不适感的准则。病情较重者，锻炼需在医生的指导下进行。

3.每天保持好心情

许多患者冠心病病发都是由于情绪大受刺激，如大喜、大悲、大怒，这些剧烈的情绪反应会使交感神经兴奋，体内儿茶酚胺等物质增加，令心跳加剧、血压升高，冠状动脉出现痉挛；另一方面，心肌耗氧量增加，也会使冠状动脉闭塞，造成心室纤颤，引起心脏骤停。在中医看来，悲和肺相对应，肺朝百脉，配合心气来推动血脉运行，营养五脏六腑，而过于悲伤，容易伤肺气，从而产生瘀血，导致心脏病、心绞痛发作。

所以，冠心病患者要学会减轻压力，放松心情，正确对待各种突发事件，避免过度兴奋、紧张，控制情绪。人到老年，身边逐渐会有一些朋友过世，建议少参加哀悼活动，不妨通过其他方式寄托哀思。在处理家务事时，应该心胸豁达，尽量不要因琐事烦恼。即使心里有不平衡，也不要"发泄"，而应"宣泄"，大哭大闹等方式伤人又伤己，可以找朋友或家人聊一聊，并设身处地为对方着想，自然就能化解。古人提倡"和喜怒而安居处，节阴阳而调刚柔"，可以把它作为保养心脏的一个座右铭。

4.随身携带应急药物

冠心病患者若经常有胸闷、胸痛等症状，除坚持服用治疗冠心病的药外，还应常备一些缓解心绞痛的药物并随身携带，以防心绞痛的发生。

常备药：硝酸甘油、亚硝酸异戊酯、消心痛、硝苯地平、安定、盐酸硫氮卓酮片、阿替洛尔等。用前先获得医生处方，遵医嘱用药。药物使用简介如下，仅做参考：心绞痛发作时，立即含服一片硝酸甘油，含服后1~5分钟生效。为防止短时间内心绞痛复发，可随后再服一片消心痛，便能维持3小时药效；高血压病人或心绞痛伴有血压升高者，可口含硝苯地平1片，5分钟内开始降压，药效可持续4~6小时。典型劳力性心绞痛发作，伴有心率增快、血压高而无心力衰竭及传导阻滞的，可服心得安1/4或1/2片。如果心绞痛多发生在休息时，可能与冠状动脉痉挛有关，可服盐酸硫氮卓酮片，每次30毫克，每日3次。1度以上房室传导阻滞、病态窦房结综合征患者与孕妇禁用；心功能明显衰退的要慎用。如果患者病情险恶，胸痛不解，而且面色苍白、大汗淋漓，这可能不是一般的心绞痛发作，大概率是心肌梗死。此时要将亚硝酸异戊酯安瓿用手帕包好，将其折断，移近鼻部2.5厘米左右吸入气体。如果患者情绪紧张，可服1片安定，另一方面要立即和急救中心联系，切不可随意搬动病人，如果距医院较近可用担架或床板将其抬去。

较常用的中成药：速效救心丸，能缓解冠心病型心绞痛。当出现胸闷、憋气、心前区疼痛等症状时可用，每次4~6粒，急性发作时可服10~15粒，每日3次含服，一般在5分钟内心绞痛可缓解；冠心苏合丸，理气宽胸开痹，每次1丸，每日3次，口含或嚼服，起效时间较硝酸甘油慢，但缓解期长，心绞痛刚开始即服疗效佳。

5.冠心病患者常见的认识误区

（1）心绞痛稍作休息就会缓解

由于冠心病患者对疾病本身的认识不够，往往不能得到最及时有效的治疗，这也是冠心病死亡率较高的原因之一。不少患者在发生心绞痛等症状时，只是把它当作小毛病，认为稍作休息就能缓解，结果贻误了最佳治疗时机。还有患者认为药物治疗后症状缓解了就万事大吉，即使发生心肌梗死，也可以吃速效救心丸治疗。实际上，这些患者如果不积极治疗，那么长期心肌缺血，血运差，必然导致心功能不全，心绞痛会接二连三地发作，影响生活质量，甚至发生心肌梗死等险情。

（2）安装支架就可治愈冠心病

很多经常心绞痛的患者做完支架手术后症状迅速消失，以为万事大吉了，甚至进行剧烈的体力活动。其实，支架治疗只是一种物理治疗。它通过改善血管局部狭窄情况，从而减轻心肌缺血而使心绞痛得到缓解。由于患者有冠状动脉硬化，其他部位同样也会变得狭窄，危险性仍然存在。况且，有些患者血管病变较多，支架只安装在几个重要的部位，因此，即使安装了支架，同样应注意养成健康的生活方式，根据病情，遵医嘱继续服药治疗。

（3）支架植入后不能进行任何锻炼，否则可能导致支架移位

不少患者植入支架后，老是担心支架会不会移位，运动后会不会掉下来，甚至连穿衣服都小心翼翼。其实，这种顾虑大可不必。只要支架植入操作顺利，术中支架贴壁良好，是完全不影响日常生活和体育锻炼的。支架植入体内后，随着时间的延长（几个月到一年），冠脉血管上的细胞会生长、迁移，最后覆盖整个支架的表面，使支架成为人体血管的一部分。一般建议体育锻炼在术后一个月后开始，以中低强度的运动为宜，如

慢跑，不主张剧烈运动。

（4）血脂和血压指标正常就可以停药了

有些冠心病患者的血脂在正常范围，可是医生却给他开了降脂药，患者认为这是胡乱用药。其实不然。专家表示，对于急性冠心病患者，他汀类降脂药可起到稳定冠脉硬化斑块的作用，发挥该药物降脂作用以外的保护心血管作用。

6.突发冠心病的急救措施

冠心病急性发作，患者突然剧烈胸痛、大汗淋漓，甚至突然心跳、呼吸停止。遇到这种情况，家属往往慌了手脚，乱作一团，不但没有对患者进行有效的急救，甚至因为一些错误做法反而加速了患者的死亡。现在，就让我们来了解一下，冠心病急性发作的时候，哪些事情是我们应该而且能够做到的。

（1）休息

无论是心绞痛还是心肌梗死，患者首先应立即停止一切活动，坐下或卧床休息，禁止奔走呼救或步行去医院。如在室外，应原地蹲下休息。因为静止可以减少心脏的负荷，从而减少心肌耗氧量，延缓心肌细胞因缺氧而坏死的速度。同时，精神应放松，不要过分紧张。如在冬季野外发病时应注意保暖。

（2）保持呼吸通畅

顺畅、有效地呼吸对冠心病急性发作的患者尤为重要。应该立即开窗通风，保持室内空气新鲜。同时解开患者衣领，及时清除口腔内的呕吐物，以免误吸造成气道阻塞。家属还应不断安慰患者，避免过度紧张造成气道痉挛，引起窒息。有条件可立即经鼻给氧。

（3）含服急救药物

有冠心病病史者应常备急救药物。一旦心绞痛发作，可立即舌下含服硝酸甘油1片，在1~2分钟内就能起效，作用持续约半小时。或含服消心痛1~2片，一般5分钟起效，持续作用2小时。

（4）心绞痛的应对方法

一般在休息及服用硝酸甘油后几分钟即可缓解，若无缓解，则要考虑心肌梗死的可能。此时硝酸甘油片可增至每3~5分钟用1次，或口服冠心苏合丸。一些针对冠心病急性发作的喷雾制剂（如硝酸异山梨酯气雾剂）也可在短时间内起效。如患者烦躁不安，可让其口服1片安定，也可指掐或针刺内关穴（位于腕横纹上2寸，相当于本人3横指处，在两筋之间取穴）等穴位。当然，在进行上述处理的同时，应迅速向急救中心呼救。

（5）心肺复苏

冠心病发作最凶险的一种类型和最常见的死亡原因是心脏骤停，常称为猝死。对一个猝死者来说，在心跳、呼吸停止后的4分钟内是急救的关键时间。这时大脑内的氧气尚未耗尽，给予及时的现场急救，可使猝死者心跳恢复；如果超过4分钟，则脑细胞可因严重缺血、缺氧而坏死，患者几乎没有生还的可能，即使存活下来，也有可能成为植物人。在请人向急救中心呼救的同时，应立即将患者平放在木板上，然后进行心肺复苏。心肺复苏不能随意停止，一直要坚持到救护车到达，及时把急救的"接力棒"传给随车医生，则可大大地提高猝死者的生存率。

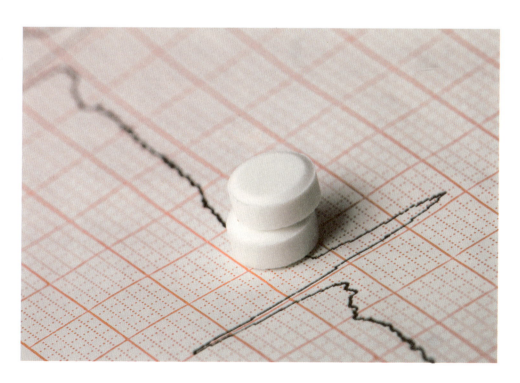

7.冠心病患者用药需合理

胡乱用药可能引起药物不良反应。药物不良反应，轻则表现为过敏性药疹，重则出现过敏性休克以及肝、肾功能衰竭等。对老年人而言，药物带来的不良反应更为严重。

很多冠心病患者用药不科学，自行服一些药物，难以控制病情。之所以如此，主要原因有三：一是由于老年人肝、肾功能减退，清除药物的能力下降，当药物进入体内后容易蓄积，从而产生不良反应，同时，蓄积的药物又增加对肝肾的损害；二是用药品种多，服用时间长，容易发生药物之间的相互作用，增强药物的毒性；三是老年人对药物的敏感性增加。所以老年患者用药要谨慎，要始终坚持遵医嘱用药。该用的药一定要用，不该用的药坚决不用，可用可不用的药尽量不用；有国产药，不用或少用进口的药；用了西药，尽量不用或少用中成药；一种药物能有效治疗一种病，就不加第二种药。

8.冠心病患者宜加强自我保护和检测

无论冠心病患者还是患者家属，都应该掌握一些冠心病的日常检测方法，以便及时发现问题，及时就医，以免加重病情。

①自觉症状：自觉症状就是自己的感觉是否良好，包括精力是否充沛，情绪是否稳定，食欲、睡眠、大小便是否正常等；平时有无心慌、胸闷、气短的症状，心前区有无疼痛，是否出现过黑蒙；夜间有无咳嗽、呼吸困难的症状。这些都是观察的要点，及时发现，以便及时解决。

②客观指标的观察：客观指标主要是指起床活动后，每分钟的心跳次数，休息时的呼吸频率，以及体温、脉搏、血压等客观数据，并且应该每两周测量一次体重。

9.定期检查必不可少

在保持上述良好生活习惯的同时，还要注意药物治疗，并定期去医院检查，最好能固定去一家医院检查，有利于监测病情和对症处理。已经明确诊断为冠心病的病人，应定期到医院复查，在医师的指导下服药治疗。如果病情平稳，治疗方案已确定并能遵照医嘱执行，可以1个月复诊1次，3~6个月做1次心电图并检查血脂。疑为冠心病者也可参照上述时间定期检查。